Dʀ Léonçe VILLEPELET

DE L'UNIVERSITÉ DE PARIS
ANCIEN EXTERNE DES HOPITAUX
MÉDAILLE DE BRONZE DE L'ASSISTANCE PUBLIQUE

TRAITEMENT

DE LA

PNEUMONIE DES VIEILLARDS

PAR LES ENVELOPPEMENTS FROIDS

TOURS
DESLIS FRÈRES
6, RUE GAMBETTA
1904

TRAITEMENT DE LA PNEUMONIE

DES VIEILLARDS

PAR LES

ENVELOPPEMENTS FROIDS

Dr Léonce VILLEPELET
DE L'UNIVERSITÉ DE PARIS
ANCIEN EXTERNE DES HOPITAUX
MÉDAILLE DE BRONZE DE L'ASSISTANCE PUBLIQUE

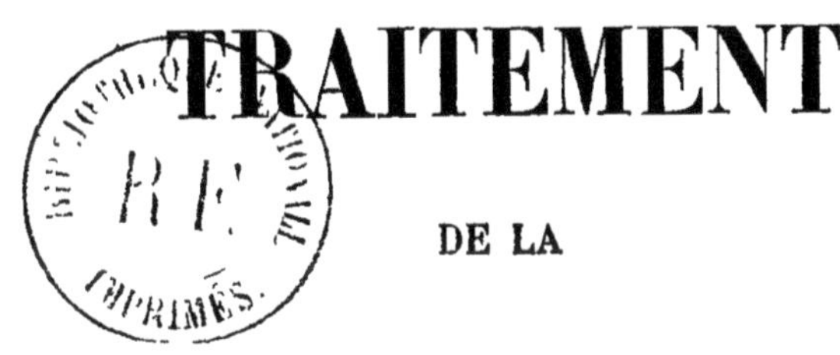

TRAITEMENT DE LA PNEUMONIE DES VIEILLARDS PAR LES ENVELOPPEMENTS FROIDS

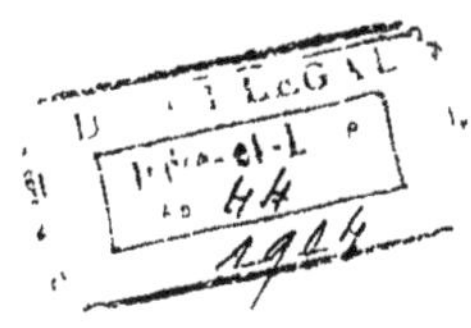

TOURS
DESLIS FRÈRES
6, RUE GAMBETTA

1904

A LA MÉMOIRE DE MON PÈRE

A MA MÈRE

A MES PARENTS — A MES AMIS

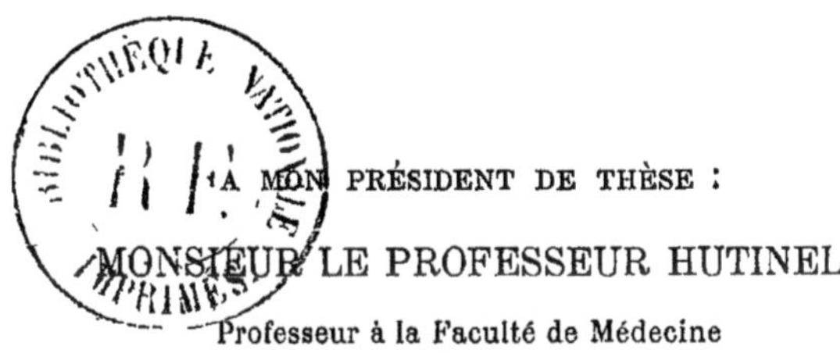

A MON PRÉSIDENT DE THÈSE :

MONSIEUR LE PROFESSEUR HUTINEL

Professeur à la Faculté de Médecine
Médecin des Hôpitaux
Membre de l'Académie de Médecine
Chevalier de la Légion d'Honneur

AVANT-PROPOS

Pendant que nous accomplissions notre troisième année d'externat à l'hôpital Saint-Antoine, dans le service de M. le Dr Siredey, nous fûmes frappé des bons résultats obtenus chez les pneumoniques par l'emploi du drap mouillé. Plusieurs vieillards soumis à ce traitement, et qui guérirent, attirèrent tout spécialement notre attention : c'est alors que, sur les conseils de notre Maître, nous entreprîmes ce travail.

Nous n'avons pas la prétention d'apporter des idées absolument neuves : depuis quelque temps déjà les enveloppements froids sont de pratique courante dans le traitement de la pneumonie chez l'adulte et l'enfant. Mais il semble que beaucoup de médecins soient hésitants et bien timides quand il s'agit de l'appliquer chez des personnes âgées. Aussi nous a-t-il paru intéressant de montrer par des observations que le drap mouillé avait une réelle efficacité dans la pneumonie du vieillard et qu'il n'offrait aucun danger.

Après un historique de la question, rappeler quelques point cliniques de la pneumonie du vieillard, en déduire les indications thérapeutiques; puis étudier le drap mouillé, sa technique, son action physiologique, ses avantages, répondre aux objections que l'on formule généralement : telle est la tâche que nous nous proposons, en nous appuyant sur les observations cliniques prises dans le service de M. le Dr Siredey pendant les années 1901, 1902 et 1903.

Nous saisissons avec empressement cette occasion pour adresser nos remerciements à tous ceux qui nous prodiguèrent leurs leçons et leurs conseils.

Tout d'abord à nos maîtres de l'École de Médecine de Tours, qui ont dirigé nos débuts dans la voie médicale. Que M. le Dr Meunier reçoive l'expression de notre profonde gratitude pour les premières notions, si difficiles à acquérir, qu'il a su nous inculquer.

Nous avons eu l'honneur d'être l'externe de M. le professeur Tillaux. Nous conserverons avec reconnaissance le souvenir de son enseignement, à la fois si pratique et si brillant.

M. le Dr Barié nous prit dans son service durant notre seconde année. Nous aimons à nous rappeler son extrême bienveillance et ses leçons si précieuses de clinique et de thérapeutique.

Nous remercions vivement M. le Dr Siredey, chez qui nous avons passé notre troisième année d'externat. Ses intéressantes causeries au lit du malade nous seront d'une grande utilité dans la pratique médicale ; et il est l'instigateur de ce travail.

M. le professeur Budin fut notre maître en obstétrique. Il voulut bien nous accueillir à la Clinique Tarnier où nous avons pu suivre ses leçons magistrales et profiter de l'enseignement qu'il a organisé d'une façon si méthodique.

Nous prions enfin M. le professeur Hutinel d'agréer l'hommage de notre respectueuse gratitude pour le grand honneur qu'il nous fait en acceptant la présidence de cette thèse.

PREMIÈRE PARTIE

HISTORIQUE

L'hydrothérapie sous toutes ses formes tenait une place trop prépondérante dans l'hygiène des peuples antiques pour que les médecins d'alors n'aient pas songé à l'utiliser comme traitement de certaines affections.

C'est ainsi qu'Hippocrate recommande les bains dans les pyrexies ; il vante leur effet sédatif et antiphlogistique ; mais c'est un essai bien timide, car ailleurs il dit : « *Frigida velut nix, glacies, inimica pectori tusses movent.* » — Asclépiade emploie l'eau à toutes les températures et sous toutes ses formes d'application. — L'École Pneumatique avec Athénée (de Cilicie), Arétée (de Cappadoce), conseille dans les fièvres l'usage de l'eau froide *intus* et *extra*. — Il en est de même de Celse et de Galien.

Puis ce fut une longue période de déclin et même d'oubli pendant laquelle l'eau n'a pas plus de vogue en thérapeutique qu'en hygiène. Citons pour mémoire les noms d'Avicenne (1483), — de Cardani (1501), —

de Rondelet (1583) qui n'est autre que le fameux Dr Rondibilis de Rabelais.

C'est seulement au XVIIIe siècle que l'on recommence à conseiller l'eau froide dans les maladies aiguës : Hancock (1723), — Smith (1730) qui, dans son *Traité des vertus médicales de l'eau commune*, dit avec esprit qu'elle « inspire peu de confiance aux malades parce qu'elle est aussi simple que facile à se procurer ». Mais c'est leur compatriote, l'Anglais James Currie (1798), qui devait surtout mettre l'hydrothérapie en honneur : il emploie les affusions froides et leur reconnaît une grande efficacité pour abaisser la température. Vers la même époque (1805), un Milanais, Gianini, recommande l'immersion.

Le mouvement s'étend rapidement en Italie, en Suisse et en Allemagne. Frohlich, en 1821, ordonne dans les pneumonies 3 à 5 applications par jour d'eau froide, ce qui abaisse la température de 4 à 5° Farenheit. Campagnano (1834) traite les pneumonies à forme cérébro-spinale par les boissons glacées et les bains froids ; ses observations portant sur sept pneumoniques guéris sont relatées dans le *Traité du Froid* (1839) de la Corbière. C'est Priessnitz (1838), simple paysan de Silésie, qui contribua surtout à vulgariser l'hydrothérapie : dans son institut de Grœfenberg, il emploie le drap mouillé et distingue très bien son double effet sédatif et excitant. En 1843, dans un Congrès tenu à Marienberg, les médecins allemands préconisent le drap mouillé dans les inflammations pulmonaires.

Si les Français sont moins enthousiastes du procédé, ils ne le dédaignent pas complètement. Tanchou, en 1824, met en relief l'action excitante et tonique de l'eau ; Récamier l'emploie; Louis Fleury écrit son *Traité d'hydrothérapie.*

A partir de ce moment un double courant bien distinct s'établit parmi les partisans de l'eau froide dans les inflammations aiguës du poumon : les uns recommandent les bains ; les autres, les enveloppements.

Parmi les premiers, Vogel (de Berne) (1850), Liebermeister (de Bâle), Fismer (de Leipzig), Mayer (d'Aix-la-Chapelle), Lebert (de Breslau), Jürgensen (de Kiel). Mais ils reconnaissent que le bain froid peut présenter quelques dangers chez le vieillard. Jürgensen redoute pour eux le collapsus cardiaque; aussi préfère-t-il le bain tiède à 20° ou 24°. Fismer, comme contre-indication absolue, donne l'état prononcé d'adynamie, et, à un degré moindre, le grand âge.

En France paraissent : l'article de Gignoux dans *le Lyon Médical* (1883), la thèse de Goumy (de Lyon) l'année suivante, — les communications d'Ed. Chaumier (de Tours) aux Congrès pour l'avancement des Sciences à Blois (1884) et à Grenoble (1885 : sur ses 35 pneumoniques tous guéris, il cite 6 vieillards) ; — puis celle de M. Barth à la Société médicale des Hôpitaux (1890). La même année, son élève, le Dr Hénault, fait sa thèse sur le même sujet : parmi ses 21 observations, nous relatons la seconde [1].

1. Hénault, Thèse Paris, 1890 : *Le Bain froid contre la pneumonie grave.*

« Homme âgé de 71 ans, obèse, albuminurique, ayant déjà eu 5 pneumonies, traité par les bains froids et guéri malgré un foyer très étendu avec dyspnée et menace d'asphyxie. »

Il conclut : « Chez les vieillards, dont le cœur est sain, et l'état général bon, la médication pourra être employée comme chez l'adulte. Mais, si l'artério-sclérose est trop manifeste, elle peut être dangereuse. »

D'autres auteurs préfèrent l'enveloppement froid fréquemment renouvelé et partiel, c'est-à-dire limité au thorax : tels sont Barthels (1861), — Ziemssen (1862), — Riegel de Wurtzbourg, — Niemeyer, de Tubingen, qui se sert de vessies de glace appliquées localement, — Flit (1889), qui préconise les compresses froides renouvelées toutes les 25 minutes, — Winternitz (de Vienne) (1880), qui les change toutes les 10 minutes.

Un des premiers à employer le drap mouillé total est Oscar Wyss (1878) ; — Brand le recommande aussi en 1883, — et, plus tard (1888), Kusmall (de Strasbourg).

En France, ce sont les médecins d'enfants qui font connaître le procédé : en 1892, M. le professeur Hutinel, — M. Sevestre, — M. Comby, qui inspire la thèse du Dr Differdange (1893).

Chez l'adulte, c'est assurément à Rendu que l'on doit la vulgarisation du drap mouillé dans la pneumonie. En 1892, l'exposé de sa méthode paraît dans la thèse du Dr Turbiau[1] ; mais depuis quelque temps il l'appli-

1. Turbiau, Thèse Paris, 1892 : *Traitement des Pneumonies et Congestions pulmonaires aigues par les enveloppements humides prolongés.*

quait dans son service, même « à des sujets ayant dépassé la soixantaine et se présentant dans des conditions d'adynamie peu encourageantes ».

Trois cas signalés par Turbiau nous intéressent spécialement.

Observation II. — 65 ans. — Pneumonie, adynamique, albumine, diarrhée, température peu élevée (37°,6, 37°,2). Après les enveloppements, légère ascension de la température (5/10e de degré), et augmentation de la quantité d'urine. — Guérison.

Observation XVI. — 67 ans. — Pneumonie étendue, adynamie profonde, pouls petit, faible, irrégulier à 140. — Les enveloppements augmentent la température de 3/10e de degré — Guérison.

Observation XXI. — 51 ans. — Pneumonie du sommet. — Mal de Bright. — Après les enveloppements, diminution de l'albumine. — Guérison.

Rendu expose de nouveau sa méthode à la Société médicale des Hôpitaux (1894); MM. Le Gendre et Richardière prirent part à la discussion.

La même année, paraissent la thèse du Dr Deck (de Nancy) sur un certain nombre de pneumonies guéries par les enveloppements thoraciques, — et celle du Dr H. Chaumier, élève de M. Le Gendre (Thèse Paris, 1894 *Traitement des congestions actives des voies respiratoires par les enveloppements hydriques*).

L'année suivante, nouvelle discussion à la Société médicale des Hôpitaux (17 et 21 mai 1895). MM. Comby, Sevestre, Siredey, Hayem, Catrin y apportent des observations fort intéressantes.

Les publications se multiplient : En 1896, Thèse du Dr Albert, élève de M. Le Gendre; en 1897, article de Mays dans la *Revue des Sciences médicales* sur *les Applications locales froides dans la pneumonie* (10 morts sur 299), — celui de Lees (2 morts sur 18 cas), — celui de Ficault (3 morts sur 106), — celui de Tyson qui traite tous les pneumoniques par les enveloppements froids, sauf les vieillards et alcooliques, chez lesquels la température n'est pas élevée.

En 1898, c'est la thèse du Dr Gagneur[1], élève de M. Siredey; nous en détachons les 3 observations suivantes :

Observation II. — 51 ans. — Alcoolique, double lésion aortique. — Pneumonie traitée par le drap mouillé. — Guérison.

Observation III. — 65 ans. — Adynamie profonde. — Albumine. — Drap mouillé. — Mort.

Observation VIII. — 76 ans. — Pneumonie étendue. — Drap mouillé. — Guérison.

En 1900, paraît la thèse du Dr Carnus[2], inspirée par M. Hirtz. Comme contre-indication, il n'admet que le collapsus algide; ni l'âge avancé du malade, ni une affection cardiaque, ni l'albuminurie ne doivent empêcher l'application des compresses froides dans le traitement de la pneumonie. Trois de ses observations se rapportent particulièrement à notre sujet.

1. Gagneur, Thèse Paris 1898: *Contribution à l'etude du traitement de la Pneumonie par les enveloppements de drap mouillé.*

2. Carnus, Thèse Paris, 1900 : *Du traitement des affections aigues des poumons par les enveloppements humides et permanents du thorax.*

Observation VI. — 63 ans. — Pneumonie gauche traitée par l'enveloppement thoracique permanent. — Guérison.

Observation VII. — 31 ans. — Pneumonie. — Dans les antécédents on trouve rougeole, variole, diphtérie, chorée, fièvre typhoïde ; la malade a une double lésion aortique et mitrale. — Même traitement. — Guérison.

Observation VIII. — 68 ans. — Pneumonie gauche. — Adynamie. — Malade très amaigri, cachectique. — Guérison.

La même année, le Dr Bony[1] fait sa thèse sur le même sujet et donne un grand nombre d'observations recueillies dans le service de M. Siredey, parmi lesquelles nous remarquons :

24 malades,	âgés de 50 à 59 ans......	7	décès
13 —	— de 60 à 69 ans......	9	—
5 —	— de 70 ans et au delà..	3	—

En 1900, dans un Congrès allemand de médecine interne, tenu à Wiesbaden, le professeur Nothnagel s'en déclare partisan. Même déclaration de von Koranyi (de Budapest), au Congrès de la Société allemande de chirurgie (Berlin, 1900).

Au Congrès international de Paris (1900), M. Villard (de Marseille) fait une communication intéressante sur *le Traitement rationnel et physiologique des pneumonies graves;* il recommande le drap mouillé qu'il associe aux injections de sérum artificiel; sa statistique donne 15 décès sur 140 malades.

1. Bony, Thèse Paris, 1900 : *Contribution à l'étude du traitement de la pneumonie chez l'adulte.*

Parmi les publications très récentes, citons : Baruck, *Hydrotherapy in pneumonia* (New-York, 1900); — Winternitz, *Pneumonie und hydrotherapie* (Vienne, 1902); — Sanderson, *Hydrotherapy in the treatment of pneumonia* (1903); — Nespor, *Behandlung der Pneumonie* (Vienne, 1903).

Ajoutons que la méthode a pris droit de cité dans les ouvrages classiques : M. le professeur Lemoine (de Lille) la cite dans sa *Thérapeutique médicale;* — de même, le Dr Manquat, dans son *Traité de thérapeutique;* — et M. Lyon, dans son *Traité élémentaire de clinique thérapeutique;* — M. le professeur Landouzy, dans l'article *Pneumonie* du *Traité de médecine*, se déclare nettement favorable à « l'hydro-stimulation ».

DEUXIÈME PARTIE

QUELQUES CONSIDÉRATIONS CLINIQUES SUR LA PNEUMONIE DU VIEILLARD

DÉFINITION

Toute affection relève de deux facteurs : une cause pathogène et un organisme qui réagit. Une maladie, comme la pneumonie, qui pourtant est toujours due à la même cause et présente une marche cyclique, se manifestera par des symptômes différents, évoluera d'une façon toute autre, suivant la réaction de l'organisme atteint. Or l'âge est un des éléments qui font le plus varier les phénomènes réactionnels. C'est pourquoi de tout temps[1] a-t-on nettement séparé, en pathologie, la

1. Comme bibliographie spéciale sur la pneumonie des vieillards, citons :
1836. Hourmann et Dechambre, *Archives de médecine;*
1840. Pruss, *Recherches sur les maladies de la vieillesse;*
1843. Beau, *Études cliniques sur les maladies des vieillards;*
1851. Gillette, article *Vieillesse* dans *Dictionnaire de medecine;*
1854. Durand-Fardel, *Traité clinique;*
1865. Charcot, *Leçons cliniques sur les maladies des vieillards;*

pneumonie du vieillard de celle de l'adulte et de l'enfant.

Une première question se pose : « Quand y a-t-il pneumonie des vieillards? » Ce n'est pas l'âge assurément qui seul peut indiquer la limite ; un goutteux, un alcoolique de 40 ans est beaucoup plus vieux qu'un sexagénaire robuste et sans aucune tare. C'est le cas de répéter le fameux aphorisme : « On a l'âge de ses artères. » Mais on voit la difficulté, pour ne pas dire l'impossibilité, de l'établir mathématiquement ; car il faudrait tenir compte des tares héréditaires, des antécédents pathologiques, de la profession et des excès inhérents, des abus alcooliques et vénériens, de la misère physiologique et sociale, du tempérament, etc.

Dans nos observations nous avons pris tous les sujets ayant dépassé 50 ans ; nous reconnaissons que cette méthode n'est pas très exacte. Mais nous ferons remarquer que ce sont des cas pris dans un service hospitalier, dont les malades sont pour la plupart accablés par les privations journalières, les misères de la vie, le surmenage et l'alcoolisme. Ce sont donc en général des sujets affaiblis, tarés physiologiquement : aussi, en prenant tous ceux qui dépassent la cinquantaine, croyons-nous rester dans de justes limites. Nous avons essayé d'ailleurs d'établir pour chaque sujet un casier

1867. Bergeron, Thèse Paris : *De la Pneumonie chez les vieillards;*
1874. Caulus dit Caylus, Thèse Paris : *Pneumonie des vieillards;*
1883. Dujardin-Beaumetz, *Leçons de clinique thérapeutique ;*
1897. Desgranges, Thèse Paris : *Pneumonie lobaire du vieillard ;*
1900. Lemoine (de Lille), *Leçon clinique;*
1903. Kneffer, *The Pathology and Treatment of senile pneumonia.*

pathologique aussi complet que possible. Enfin, si tout homme de 50 ans n'est pas un vieillard, n'est-il pas vrai de dire que beaucoup de médecins hésiteront à le traiter par l'eau froide? Or nous avons voulu surtout prouver que l'âge avancé n'était pas une contre-indication à ce traitement.

DES FORMES CLINIQUES

Un pneumonique âgé, ayant dans ses antécédents des tares en nombre et en qualité variables, d'autre part l'agent pathogène de la pneumonie ne se présentant pas toujours avec le même degré d'activité et s'unissant à des associations microbiennes plus ou moins complexes, il s'ensuit que même la pneumonie du vieillard offre des formes cliniques différentes. En nous inspirant des travaux de Charcot, de Hanot et de M. le Professeur Landouzy, nous avons distingué les formes suivantes :

1° *Franche, analogue à celle de l'adulte* (Voir *Observations nos IV, V, XXVIII, XXXIV*). — Nous ne parlerons pas des symptômes, qui sont ceux de la pneumonie de l'adulte. Elle évolue chez ces vieillards, dont parle Hanot[1], « doués d'embonpoint, à peau lisse, ayant conservé quelque vitalité, offrant ordinairement une légère coloration des joues, ayant les facultés intellectuelles assez bien conservées et présentant une certaine disposition aux affections expansives ».

1. Hanot, Thèse d'Agrégat, 1880 : *Traitement de la Pneumonie aiguë.*

2° *Adynamique.* — Atteignant ces vieillards qu'Hanot nous représente « amaigris, au cou décharné, à la peau rude, sèche, parcheminée, au visage décoloré, ayant leurs facultés détériorées, une disposition d'esprit triste et concentrée, ou un caractère opiniâtre. » Nos *Observations XI, XVII, XX, XXIII, XXVI, XXVII, XXIX,* rappellent assez bien ce type. Ici encore on retrouve le cortège classique de la pneumonie ; mais ce qui prédomine c'est la torpeur coïncidant avec l'affaiblissement neuro-musculaire. On est frappé par la prostration du visage, son expression d'insouciance, son aspect terreux et plombé ; l'haleine est fétide, la diarrhée abondante ; la température est variable, le pouls petit, inégal, irrégulier.

3° *Ataxique* (*Observations VI, VIII, X, XXIV*). — C'est celle des vieillards alcooliques. La température est élevée ; le délire est violent avec hallucinations ; on a du tremblement, du mâchonnement, des soubresauts de tendons. Souvent la toux et le point de côté font défaut. « Ce n'est pas l'affaissement des fonctions animales, comme dans la forme précédente ; c'est au contraire leur désordre, leur incohérence, leur défaut d'harmonie. »

4° *Insidieuse* (*Observations II, XXXI, XXXII*). — Dans ces cas les divers organes semblent vivre isolément chacun pour leur compte, comme dit G. Sée ; aussi les lésions ne réagissent guère sur les centres : d'où disproportions entre les phénomènes locaux et généraux. Pas de début brusque ; le malade éprouve un léger malaise, il perd l'appétit ; ses forces déclinent. On croit à un simple embarras gastrique. Au bout de quelques jours on est frappé par un mauvais état général : pouls autour de 100, langue rugueuse, sèche, rouge. Les crachats, au lieu d'être rouillés, sont de teinte verdâtre et sale. Comme signes sthétoscopiques, on ne trouve presque jamais de râles crépitants, mais surtout de gros sous-crépitants.

Beaucoup d'auteurs admettent que la température est peu élevée : on sera peut-être surpris en lisant nos observations qui se rapportent à cette forme de pneumonie, de constater une hyperthermie notable.

Ainsi notre *Observation XXXII* nous montre une femme de 87 ans, entrant à l'hôpital le 14 avril. Elle traînait chez elle depuis 15 jours. Pas de frisson, ni de point de côté, mais légère dyspnée, grande lassitude, inappétence. On trouve un double foyer. La température est de 39° à son entrée ; en moyenne, elle oscille entre 38°,8 et 40°.

Cela tient à ce que toutes les températures ont été prises dans le rectum ou le vagin : ce sont des températures centrales, et nous avons pu constater maintes fois qu'il y avait une différence très appréciable entre celles de l'aisselle et du rectum.

Gillette avait dit : « La pneumonie des vieillards se caractérise par l'accélération du pouls, la sécheresse de la peau, sans que l'augmentation de température soit bien sensible. »

Charcot le réfute, car il prend les températures axillaires et rectales, et conclut : « chez le vieillard pneumonique, la température de l'aisselle est très inférieure à celle du rectum ; la différence est beaucoup moindre chez l'adulte. » On pourrait expliquer ce phénomène par un ralentissement de la circulation cutanée. La peau, incessamment refroidie par le rayonnement extérieur, n'est pas assez réchauffée par le sang : d'où rupture d'équilibre entre les deux températures.

Il y a là un fait clinique très important : chez les vieillards, ne jamais se contenter de la température axillaire, car la température centrale peut être beaucoup plus élevée et mettre sur la voie d'une pneumonie.

A plus forte raison, cela est-il vrai dans une pneumonie.

5° *A symptomatologie nulle*, décrite par Hourmann et Dechambre. « Ce sont ces vieilles femmes de la Salpêtrière que l'on voit promener leur pneumonie, dit M. le professeur Dieulafoy ; elles continuent à manger et à vaquer à leurs occupations ; elles meurent presque subitement, et, à l'autopsie, on trouve une pneumonie. »

6° *Apoplectique*, que nous citons pour mémoire, bien étudiée par le professeur Lépine (de Lyon). Dans les deux variétés précédentes, le début passait inaperçu : là, il est masqué par un ictus apoplectique avec résolution complète, coma ou hémiplégie.

Il ne faudrait pas assurément prendre ces descriptions trop à la lettre et faire rentrer de force chaque cas clinique dans le moule correspondant. La théorie ne s'harmonise pas toujours avec la réalité des faits ; ainsi un alcoolique commence souvent une pneumonie avec beaucoup d'agitation, de délire, une température élevée. C'est la forme ataxique qui bientôt devient

2

ataxo-adynamique (*Observation XIV*), car le malade tombe dans la somnolence, l'abattement, la torpeur et souvent aussi le collapsus.

COMMENT MEURENT LES PNEUMONIQUES AGÉS?

S'il est un fait sur lequel tous les médecins soient d'accord, c'est assurément le pronostic très grave de la pneumonie des vieillards. « Elle constitue leur fin naturelle », disait Peter. Cruveilhier reconnaît que c'est pour eux « le fléau le plus redoutable ». Les statistiques sont d'ailleurs effrayantes. Pourquoi donc cette gravité exceptionnelle ?

On a incriminé les lésions pulmonaires elles-mêmes. Il est certain qu'un ou plusieurs lobes hépatisés diminuent considérablement le champ de l'hématose : d'où asphyxie qui se manifeste par la dyspnée et une cyanose croissante. Cette terminaison est rare : le danger siège surtout au cœur et au système nerveux.

Le cœur est obligé de fournir un travail considérable ; en effet, l'exsudat pneumonique constitue un obstacle dans la petite circulation ; pour le franchir, le ventricule droit exécute un surcroît de travail. En outre, le bloc hépatisé entrave les variations de volume du poumon ; les mouvements respiratoires perdent de leur amplitude. A cause de ces influences mécaniques, la circulation pulmonaire se trouve entravée, elle devient languissante, le cœur doit donc augmenter son énergie. Aussi cet organe se surmène pour lutter contre un obstacle et suppléer à un phénomène mécanique, qui normalement favorise sa tâche.

Il doit accomplir ce travail, alors qu'il existe de la fièvre, de l'infection, que lui-même est touché par les toxines, et surtout qu'il présente des lésions de sclérose. Les autopsies nous montrent ces cœurs hypertrophiés, présentant un peu partout, principalement sur les piliers, des plaques de tissu scléreux. L'aorte est souvent athéromateuse, de même les coronaires. Dans ces conditions-là, rien d'étonnant qu'un myocarde intoxiqué, surmené, ne puisse plus lutter et succombe. Les *Observations IX*, *XXIII*, *XXV*, *XXX*, nous représentent ces cas de mollesse du pouls, d'affaiblissement du choc de la pointe, d'irrégularité des battements, de cyanose progressive, signes avant-coureurs du collapsus.

Parfois le malade succombe non par déchéance de la fibre cardiaque, mais par adynamie du système nerveux. Les cellules nerveuses chargées d'assurer la défense de l'organisme sont elles-mêmes dégénérées, incapables de réagir. Un certain nombre de nos observations (*XI*, *XVIII*, *XX*, *XXVI*) nous montrent combien la pneumonie est grave quand apparaissent ces signes d'abattement et d'affaissement : air indifférent, physionomie sans expression, température périphérique peu élevée, prostration, coma. Le plus souvent d'ailleurs (*Observations XXIII*, *XXV*), on constate une action combinée du cœur surmené et du système nerveux affaibli due à une profonde adynamie de l'organisme.

L'hyperthermie est-elle un élément de mauvais pronostic, peut-elle causer la mort du pneumonique? Question très discutée et différemment jugée que nous aborderons dans le chapitre suivant; mais dès maintenant nous pouvons dire que le vieillard supporte mal les températures élevées.

DES INDICATIONS THÉRAPEUTIQUES

Une pneumonie à l'âge sénile comporte un pronostic si grave qu'elle exige une thérapeutique active. Bien imprudent le médecin qui se contenterait d'une expectation pure et simple, alors même qu'il observerait scrupuleusement les règles de la diététique. Aux éléments de mauvais pronostic correspondent des indications formelles.

On est en présence d'un myocarde affaibli, surmené et qui doit fournir un travail plus considérable que de coutume. Il est évident que le premier soin du médecin sera de renforcer l'énergie de ce cœur et lui rendre sa tâche aussi facile que possible. On y arrive en diminuant la gêne de la petite circulation et en favorisant l'issue de l'exsudat pneumonique.

On luttera ainsi contre un second danger, l'asphyxie par hématose insuffisante. Nous avons trouvé une observation de M. le Dr Legrand [1] fort intéressante, et dans laquelle la pneumonie n'était grave que par ce mécanisme.

1. Dr Legrand, *Bulletin general de thérapeuthique*, 15 juin 1901.

État général satisfaisant, battements du cœur forts et réguliers, température moyenne. Mais péril extrême du fait de l'état local : pneumonie double, étendue, cyanose, asphyxie. On donne un bain froid. Le malade est pris de quintes de toux, d'expectoration abondante ; il s'améliore rapidement.

Une autre indication consiste à lutter contre l'hyperthermie.

Mais, sur ce point, les médecins ne sont pas d'accord.

Il faut combattre l'hyperthermie, répondent sans hésiter Brand, Liebermeister, Jürgensen ; et c'est à cette manière de voir que nous devons l'emploi de l'eau froide dans les pyrexies.

Mais Peter, Dujardin-Beaumetz, Hardy, M. le professeur Bouchard répondent : « L'hyperthermie n'est pas la cause de la gravité, mais une expression de cette gravité. » Cantani admet que « la fièvre est la manifestation générale de l'infection, comme l'inflammation en est la manifestation locale ». On va plus loin et on dit : « La fièvre est la réaction salutaire employée par la nature pour se débarrasser des toxines et des microbes. » « Elle traduit une énergie suffisante de l'organisme. » (Roger.) Comme conclusion pratique, on ne devrait donc pas la combattre.

Nous croyons en effet que la fièvre peut être considérée comme salutaire, lorsqu'elle ne dépasse pas certaines limites. Les formes adynamiques de la pneumonie sont assurément les plus graves, et ce sont celles qui présentent les températures les moins élevées. Dans les cas, assez rares, croyons-nous (car, lorsqu'on prend la température centrale, on constate que les pneumonies sans hyperthermie, même chez le vieillard, sont exceptionnelles) où l'organisme subit sans réagir l'influence des toxines, non seulement il ne faut pas diminuer la chaleur de l'organisme, mais au contraire favoriser une certaine élévation thermique, indice d'une réaction salutaire.

Le plus souvent la température est élevée, comme le montrent nos observations ; et alors, comme dit le professeur Krehl (d'Iéna[1]), « la fièvre peut parfaitement augmenter les troubles de la respiration et de la circulation. Si la chaleur n'atteint pas un tel degré qu'elle puisse à elle seule menacer les organes, les muscles et le système nerveux, ce n'est pas une raison pour la mépriser ».

Eichhorst (de Zurich)[2] dit aussi : « D'une façon générale, il est inutile de combattre la fièvre, parce qu'elle ne constitue pas un danger ; mais l'antipyrèse doit être employée sans hésiter chez les malades qui supportent mal les températures élevées, comme les alcooliques et les vieillards. »

Ne voit-on pas qu'une élévation trop notable de la température augmente les processus d'oxydation ? D'où cellules modifiées, déchets abondants, émonctoires débordés, excès de travail pour l'organisme. Il ne faut pas oublier que le vieillard a des reins scléreux, en fort mauvais état ; sa peau est sèche, rugueuse, peu favorable à la sécrétion sudorale. Les émonctoires

1. Krehl Ludolf, professeur à la Polyclinique d'Iéna, *Precis de Pathologie générale.*

2. Eichhorst (Zurich), *Traitement de la Pneumonie*, publié dans *Therapeutische monatshefte.*

fonctionnent mal, et pourtant que de produits toxiques ils ont à éliminer! Les toxines sécrétées par le pneumocoque suffisent déjà à les surcharger. Aussi faut-il leur porter secours, si on ne veut pas constituer ainsi une nouvelle source d'auto-infection :

Nous concluerons donc : Dans une pneumonie du vieillard, le médecin devra se laisser guider par les indications suivantes :

1° Soutenir le cœur et lui faciliter sa tâche;

2° Prévenir l'asphyxie en favorisant l'hématose ;

3° Combattre l'adynamie du système nerveux;

4° S'il y a hyperthermie, abaisser la température.

Exciter au contraire l'organisme, si l'absence de température, coïncidant avec la faiblesse du pouls et un mauvais état général, indique un défaut de réaction;

5° Favoriser les sécrétions.

Nous croyons que le drap mouillé, tel que l'emploie M. le Dr Siredey, remplit fidèlement ces indications.

TROISIÈME PARTIE

DU DRAP MOUILLÉ

TECHNIQUE

Nous décrirons brièvement le procédé, renvoyant pour plus amples détails aux excellentes thèses des Drs Gagneur et Bony. On étend sur un lit une bonne couverture de laine; par dessus on dispose un drap préalablement trempé dans l'eau froide à la température de la salle (en moyenne 15°) et exprimé par torsion. Alors on couche le malade complètement nu sur ce drap mouillé; on en recouvre tout le corps y compris la tête, à la façon d'un suaire; on ne laisse à découvert que les yeux, le nez et la bouche; on a soin de le glisser entre les deux jambes, et entre les bras et le tronc; puis on ramène la couverture par dessus. Le corps tout entier se trouve dans un maillot humide.

Les seules précautions à prendre sont de faire cette médication avec une certaine célérité et de ne pas trop serrer le drap au niveau de la poitrine pour ne pas gêner la respiration.

On laisse ainsi le malade dans cette atmosphère humide jusqu'à ce que la réaction s'établisse.

Son apparition d'ailleurs est variable suivant les sujets : elle commence en moyenne de trente-cinq à soixante minutes après le début de l'enveloppement.

Dès que le malade est en contact avec le drap mouillé, il éprouve une sensation de froid très désagréable, avec frisson et claquements de dents. Au bout de ces quelques minutes assez pénibles, il se réchauffe et se calme : pour l'y aider, on lui donne quelques boissons chaudes et toniques.

Enfin, après une durée de trente-cinq à soixante minutes, variable suivant les cas, la transpiration s'établit, la sueur inonde le front ; on est en pleine réaction. C'est le moment pour retirer le malade du drap mouillé et le mettre dans un lit sec et bien chaud où il continuera son abondante diaphorèse. Qu'on l'interroge maintenant ! Il n'hésitera pas à vanter les bons effets de l'enveloppement, car il éprouve un notable soulagement.

Cette méthode de M. le Dr Siredey diffère de celle préconisée par MM. les Drs Legendre[1] et Hirtz[2]. Ces auteurs conseillent l'enveloppement partiel, c'est-à-dire limité au thorax, et permanent, en ce sens que les compresses sont renouvelées toutes les trois heures.

Elle se rapproche de la méthode de Rendu, mais en diffère sur un point. Rendu laissait le malade un peu plus longtemps dans le drap mouillé et ne faisait qu'une

1. Legendre, *Bulletin de la Société médicale des Hôpitaux*, 16 mars 1894.
2. Carnus, élève de Hirtz, Thèse Paris, 1900.

seule application par jour. M. le Dr Siredey fait régulièrement deux enveloppements quotidiens : il va même jusqu'à trois ou quatre dans les cas d'hyperthermie considérable : + 40° (*Observations XXVII* et *XXX*).

ACTION PHYSIOLOGIQUE

Lorsqu'on emploie le drap mouillé chez les pneumoniques, on constate les phénomènes suivants : Dans une première phase, le malade est saisi désagréablement, il frissonne un peu, claque des dents ; la respiration s'accélère, mais surtout devient entrecoupée, spasmodique. Le pouls est également rapide.

Cette phase de froid, très courte chez l'adulte, est un peu plus longue chez le vieillard : elle ne dépasse pourtant pas 5 minutes. Le Dr Turbiau recommande une précaution très utile : n'employer le drap que lorsqu'il est bien exprimé ; la quantité d'eau est moindre et la phase de réchauffement apparaît plus vite.

La réaction s'accomplit : la température de l'organisme et celle du drap tendent à s'équilibrer ; la dyspnée diminue, les mouvements respiratoires deviennent plus amples, plus profonds et plus réguliers. Au bout de 30 à 40 minutes, on constate une transpiration abondante, une sensation de bien-être ; souvent le malade s'endort paisiblement.

Si on veut expliquer ces différents phénomènes et en rechercher les causes, il faut se rappeler cette formule, que donne M. Roger dans son *Introduction à l'étude de la médecine :* « Tous les actes vitaux sont des réactions provoquées par des agents externes. » L'application du drap mouillé amène une série d'actes réflexes dont le point de départ réside dans les terminaisons sensitives des nerfs centripètes et dont les résultats sont des modifications d'ordre sensitif, moteur, vaso-moteur, sécrétoire.

Circulation. — L'enveloppement froid amène d'abord une vaso-constriction à la périphérie ; pendant ce temps le sang est refoulé vers le centre. Puis l'organisme réagit, l'équilibre tend à se faire, la masse sanguine se porte vers la périphérie : d'où vaso-dilatation, congestion de la surface cutanée. Cette double action successive provoque la diapédèse, ce qui favorise la phagocytose et la lutte contre l'infection pneumococcique. En outre, puisqu'on admet que les toxines sécrétées par le pneumocoque sont vaso-constrictives, le drap mouillé par la vaso-dilatation qu'il provoque aurait une action immédiate sur l'infection.

Telle est du moins la théorie classique : ajoutons qu'elle est battue en brèche. M. François Franck[1] se demande si on ne simplifie pas trop ces phénomènes de réaction et si à une vaso-constriction périphérique répond nécessairement une vaso-dilatation centrale. Se fondant sur ses expériences personnelles et celles de Wertheimer[2], il craint qu'on ait « formulé trop hâtivement une loi de balancement entre les réactions, vasculaires, superficielles et profondes ». D'après cet auteur, lorsqu'on étudie les phénomènes réactionnels,

1. François Franck, *Titres et Travaux scientifiques*, 1894.
2. Wertheimer, *Sur quelques faits relatifs au balancement entre la circulation superficielle et viscérale*, in *Archives de Physiologie*.

on aurait trop en vue la circulation artérielle et on oublierait qu'il existe trois systèmes vaso-moteurs, artériel, veineux et lymphatique, dont l'activité est synergique ou antagoniste suivant les cas.

Respiration. — La révulsion due à l'eau froide a comme résultat de provoquer des mouvements respiratoires plus amples et plus profonds. Il y a donc diminution de la dyspnée, d'autant plus que le drap mouillé agit sur l'élément douleur et fait disparaître le point de côté. Enfin « le froid modéré agit comme excitant du système musculaire » (Labadie-Lagrave). Ne peut-on pas conclure que les fibres de Reissessen ainsi stimulées se contractent avec plus de vigueur et facilitent l'expectoration.

Sécrétions. — Comme on l'a dit : « Tous les émonctoires entrent en fonction, peau, reins, arbre respiratoire. » Le drap mouillé est un diurétique, un expectorant, un diaphorétique. Cette question est bien étudiée dans les thèses des Drs Turbiau, Gagneur, Bony.

Système nerveux. — C'est là, croyons-nous, l'action principale du drap mouillé. L'enveloppement à 15° est un stimulant énergique; cette impression de froid tonifie, réveille le système nerveux. Aussi les vieillards, qui souvent s'engourdissent dans la torpeur et l'asphyxie, ne tardent pas à sortir de cet état de prostration ; au bout de quelques minutes d'enveloppement, ils se mettent à parler et demandent à boire.

Si le drap mouillé agit au début comme excitant, il remplit ensuite le rôle de sédatif. En effet la température du corps et celle du drap tendent à s'équilibrer ;

la couverture de laine étant mauvaise conductrice, il ne se fait aucune déperdition de chaleur, et le malade se trouve dans une atmosphère chaude et humide. On peut dire qu'au bain froid des premiers instants succède le bain tiède. On obtient ainsi une sédation que l'on explique par une anémie relative des centres nerveux.

Winternitz [1] cite à ce sujet une expérience fort intéressante de Schuller. Ce dernier auteur soumet des animaux à l'application du drap mouillé ; il remarque que les vaisseaux de la pie-mère se rétrécissent, le cerveau paraît diminué de volume, les pulsations sont moins accusées, la sensibilité de l'animal aux excitants est très atténuée, et il paraît dormir.

Il est de notion courante qu'une application passagère de froid a une action excitante et au contraire une application prolongée a une action sédative. Et d'ailleurs l'observation clinique nous montre, surtout dans les formes ataxiques, que le drap mouillé calme l'agitation et le délire. Action stimulante au début de l'application, puis sédative au bout de quelques instants ; telle est, croyons-nous, la véritable influence du drap mouillé sur le système nerveux.

Température. — De cette double action, on peut déduire l'influence du drap mouillé sur la température et s'expliquer les contradictions des auteurs sur cette question.

Le Dr Turbiau, dans sa thèse, admet une élévation de température axillaire après l'enveloppement. A la

1. Winternitz, *Die Hydrotherapie auf phys. und klin. Grundlage.* Vienne, 1880.

discussion de la Société médicale des Hôpitaux (1894), M. Richardière dit : « L'enveloppement dans le drap mouillé n'amène pas d'abaissement de température centrale ; quelquefois le thermomètre monte de quelques dixièmes de degré après l'enveloppement. » Rendu au contraire : « Le thermomètre subit d'abord une ascension notable qui, pendant la première demi-heure, peut atteindre plus d'un demi-degré, après quoi la température s'abaisse et la fièvre tombe. »

Il faut, croyons-nous, distinguer les cas et s'entendre sur la façon de prendre les températures. Dans nos observations, comme nous l'avons déjà dit, les températures sont rectales ou vaginales. Quand il y a hyperthermie notable (+ 39°), nous avons toujours constaté après l'enveloppement une diminution de la température.

Ainsi l'*Observation XXI* donne les résultats suivants :

Température rectale :				
Avant l'enveloppement.......	39°	39°,7	39°,3	39°,7
Après —	38°,4	38°,9	38°,5	38°,9
Donc après chaque enveloppement, diminution de.......	0°,6	0°,8	0°,8	0°,8

Même constatation dans l'*Observation XXVII :*

Température rectale :						
Avant l'enveloppement.	40°,2	40°	40°,2	40°,1	39°,8	40°,1
Après — .	39°,8	39°,5	39°,7	39°,7	39°,1	39°,8
Donc diminution de...	0°,4	0°,5	0°,5	0°,4	0°,7	0°,3

Nous admettons avec Rendu, Lacour[1], Aubert[2],

1. Lacour, Thèse Paris, 1884.
2. Aubert, *Lyon médical*, 1882.

qu'au début de l'opération, pendant les premières minutes, la température centrale augmente de quelques dixièmes de degré, ce qui s'explique par l'arrêt de déperdition cutanée. Mais ensuite il y a abaissement. La soustraction subite du calorique est immédiatement suivie d'une augmentation intérieure de chaleur appréciable au thermomètre ; le milieu central s'échauffe pendant que la surface extérieure se refroidit ; puis inversement le retour de la chaleur à la surface s'accompagne d'une diminution de température au centre.

Par contre, dans les cas où il n'y pas hyperthermie, où la température oscille autour de 38° dans les formes vraiment adynamiques, l'application de drap mouillé peut amener une augmentation de température. C'est la fièvre réactionnelle consécutive à une action hypothermisante. Elle ne se manifeste pas d'ailleurs dès la fin de l'enveloppement, mais dans les heures qui suivent.

L'*Observation XX* nous montre un homme de 65 ans entrant au second jour d'une pneumonie. Il a 38°,3 le jour de son entrée ; on le soumet à l'application du drap mouillé, à cause de son affaissement et de son asthénie neuro-musculaire. On constate quelques bons signes de réaction, et la température subit une ascension progressive jusqu'au moment de la crise.

	11 juin 1 envelop.	12 juin 2 envelop.	13 juin 2 envelop.	14 juin 2 envelop.	15 juin 2 envelop.	16 juin 2 envelop.
Matin . . .	—	38°	38°,2	38°,5	38°,1	38°,3
Soir	38°,5	38°,8	38°,8	40°,1	38°,7	39°

17 juin au matin, la température est tombée à 37°.

De même l'*Observation XXII.*

Le malade, âgé de 74 ans, a un foyer étendu de pneumonie à droite : il n'a que 38°,3 au début. On le soumet aux applications de drap mouillé pour lutter contre l'adynamie.

	11 juin 1 envelop.	12 juin 1 envelop.	13 juin 2 envelop.	14 juin 2 envelop.	15 juin
Matin.	38°,4	38°,7	38°,5	38°,6	Suppression des enveloppements, chute de la temperature.
Soir..	38°,3	38°,6	38°,8	38°,9	

Nous croyons que, dans ces deux cas de pneumonie à forme adynamique, le drap mouillé a favorisé la réaction en stimulant le système nerveux et en augmentant la température.

Cette contradiction, favorable d'ailleurs aux malades, s'explique par l'action du drap mouillé sur le système nerveux. C'est un stimulant ou un sédatif suivant les cas : « il relève les déprimés et calme les agités, comme disait Peter ». Or la réglementation de la chaleur dans l'organisme dépend certainement du système nerveux, bien que, dans l'état actuel de nos connaissances, on ne puisse déterminer avec certitude le siège, la nature et la physiologie des centres thermo-régulateurs.

Cette action de l'enveloppement froid sur le système nerveux donne la clef des phénomènes réactionnels. Nous croyons qu'on tend trop à exagérer l'influence du système circulatoire comme cause de la réaction. Cette dernière ne serait pas due surtout à de simples phénomènes de vaso-constriction et dilatation, mais serait tributaire de l'action nerveuse centrale. En effet, dès l'application du drap mouillé, il y a arrêt de déperdition cutanée, donc échauffement des centres se traduisant par un effort de déperdition, c'est-à-dire par une augmentation de la radiation, ce qui n'est autre que la réaction cutanée.

Appliquant aux draps mouillés ce que M. Guinon [1] écrit des bains froids, nous pouvons résumer ainsi leur action physiologique : « Ils soutirent la chaleur, activent le chimisme respiratoire dans tous ses modes, favorisent les oxydations, stimulent l'activité nerveuse, activent la nutrition, augmentent la tension artérielle, l'activité du cœur et la sécrétion urinaire. »

AVANTAGES THÉRAPEUTIQUES

Connaissant maintenant l'action physiologique du drap mouillé et les indications thérapeutiques qui s'imposent dans une pneumonie du vieillard, on arrive à cette conclusion que l'enveloppement froid est un procédé de choix.

La pneumonie ne possède pas jusqu'ici de médication spécifique; on peut espérer qu'un jour viendra où nous aurons un sérum capable de neutraliser l'action du pneumococcus; mais jusqu'à ce jour nous devons borner notre thérapeutique aux indications que réclame le malade, sans vouloir établir de traitement systématique. Nous croyons que, dans la plupart des cas, le drap mouillé rend de réels services.

1. Guinon, article *Fièvre* dans le *Traité de Pathologie générale* (Bouchard).

La première indication est de prévenir l'asphyxie en favorisant l'hématose ; le drap mouillé l'obtient par son influence sur la respiration et la circulation pulmonaire.

La seconde, très importante chez le vieillard, est de soutenir le cœur en favorisant sa tâche. Nous avons vu que le drap mouillé décongestionnait les organes centraux, facilitait l'expectoration, donnait plus d'amplitude aux mouvements respiratoires : autant de conditions favorables pour le muscle cardiaque.

La troisième est de favoriser les sécrétions : sueurs, mucosités bronchiques, urines : « combattre, comme dit M. le professeur Hutinel[1], la diminution des sécrétions, la rétention dans le plasma et les humeurs des toxines et matériaux de désassimilation ». Le drap mouillé remplit ce rôle; nous ferons remarquer que chez un vieillard le rein est toujours en mauvais état. Il est donc nécessaire de pousser au maximum la dépuration urinaire et de réduire au minimum les intoxications. Les enveloppements froids, tout en ayant une action diurétique, respectent le rein, ne le surchargent pas d'un nouveau travail, qui peut conduire à l'insuffisance fonctionnelle. Chez un vieillard, n'est-ce donc pas un sérieux avantage que « de favoriser l'action des émonctoires et, par suite, l'élimination des poisons morbides, sans faire souffrir les malades, sans ouvrir la porte aux infections secondaires » ? (Rendu.)

C'est un procédé absolument inoffensif pour le rein ; on ne pourrait peut-être pas être aussi affirmatif pour

1. Hutinel, *Bulletin médical*, 1892.

le salicylate de soude combiné à la strychine, comme l'ordonnent quelques médecins [1] — pour la phénacétine suivant le procédé d'Eichhorst (de Zurich) [2] — pour la digitale à haute dose (Fickl, Petresco) [3]. Ces auteurs recommandent ces médicaments dans la pneumonie des vieillards ; pour la seule raison de l'insuffisance rénale possible, nous préférons le drap mouillé.

L'indication la plus importante est d'agir sur le système nerveux : dans les formes adynamiques, pour le stimuler ; dans les formes ataxiques, pour le calmer. Chez ces vieillards sans ressort, avec une température peu élevée, mais dont l'état général indique une infection grave, évoluant sur un terrain débilité, le drap mouillé excitera le système nerveux, le tonifiera ; la température s'élèvera ; et le malade ainsi secoué, réveillé, stimulé, est plus apte à lutter contre l'infection (*Observations XX*, *XXII*). — Déjà, en 1849, on faisait usage des enveloppements froids dans la période algide du choléra ; on constatait qu'ils étaient suivis de réaction, c'est-à-dire de retour à la chaleur.

Dans les formes ataxiques, où la température est très élevée, le pouls vibrant, les battements du cœur violents, le malade dyspnéique, agité, en proie au délire et aux convulsions, l'enveloppement froid agira comme sédatif du système nerveux. Le pneumonique se calme, souvent s'endort, tandis que la température baisse.

1. *Traitement spécifique de la pneumonie* (*Bridges Journ. of Amer. Med. Ass.*, 1900).
2. Eichhorst, *Traitement de la pneumonie*, in *Therapeutische Monatshefte*, 1901.
3. Petresco, *Congres international de thérapeutique*, 1889.

En outre, il semble que le traitement par l'eau froide tend à amener une défervescence en lysis : en jetant un coup d'œil sur nos observations, on se rend compte que bien souvent il n'y a pas de chute brusque. Nous ne voulons pas y attacher trop d'importance, car c'est un fait assez commun chez le vieillard. Mais il mérite d'être signalé, d'autant plus que le Dr Bony avait fait la même constatation dans sa thèse et que sa statistique portait sur des pneumoniques de tout âge. Or, au moment de la crise, chez le vieillard, il peut y avoir, comme le faisait remarquer Charcot, abaissement de la température au-dessous de la normale et collapsus. Jürgensen a observé 36° et même 35°,5 dans le rectum. Ces accidents, au moment de la défervescence, ne s'observent pas avec une descente en lysis.

Les enveloppements froids nous semblent donc répondre aux indications principales de la pneumonie des vieillards ; nous ajouterons que c'est une médication de technique facile et très simple. Il suffit d'un récipient d'eau, d'un drap de lit et d'une couverture de laine. Enfin les malades acceptent cette médication sans trop de répugnance ; s'il y a quelques hésitations et quelques craintes au début, ils s'y habituent facilement et désirent eux-mêmes le soulagement consécutif à l'enveloppement.

D'ailleurs les résultats semblent probants ; certes nous n'attachons pas trop d'importance à la statistique, « cette bonne fille qui se livre au premier venu », comme un auteur l'appelait irrespectueusement. Mais il nous a paru intéressant de donner les chiffres suivants :

Statistique de Grisolle (pas d'hydrothérapie) :

{ de 50 à 59 ans. 55 malades, 23 décès : Mortalité, 41,8 0/0
{ plus de 60 ans. 25 malades, 14 décès : Mortalité, 66 0/0

Statistique du Dr Huguenin publiée dans *le Concours médical* (pas d'hydrothérapie) :

{ de 50 à 59 ans........................ Mortalité, 50 0/0
{ plus de 70 ans........................ Mortalité, 83 0/0

Statistique de Jürgensen, à la clinique de Tubingen (bains) :

{ de 50 à 59 ans........................ Mortalité, 36,2 0/0
{ plus de 60 ans........................ Mortalité, 44,3 0/0

Statistique de Smith, de New-York (bains) :

{ de 50 à 59 ans........................ Mortalité, 47 0/0
{ plus de 60 ans........................ Mortalité, 65,6 0/0

L'*ensemble de nos observations* donne les chiffres suivants :

{ de 50 à 59 ans. 15 malades, 5 décès : Mortalité, 33 0/0
{ plus de 60 ans. 20 malades, 9 décès : Mortalité, 45 0/0

Sans vouloir tirer de ces chiffres un argument absolument probant, nous pouvons affirmer que le drap mouillé est un traitement rationnel dont les résultats sont satisfaisants. Nous ne sommes pas exclusifs, et il existe d'autres procédés hydrothérapiques très précieux : enveloppements thoraciques et permanents ; mais l'action stimulante est peut-être moins énergique ; — bains tièdes qui sont plus fatigants pour le malade et son entourage et dont l'action est peut-être moins efficace dans les formes adynamiques. Nous serions moins enthousiastes du bain froid, car on adresse au drap mouillé un certain nombre d'objections qui nous paraissent peu fondées, mais qui auraient une certaine valeur, s'il s'agissait de bain froid.

RÉPONSE A QUELQUES OBJECTIONS

En effet de nombreuses critiques ont été faites à cette méthode ; beaucoup de médecins se déclarent adversaires de l'hydrothérapie dans la pneumonie des vieillards.

Dans un article récent paru dans *le Concours médical*, le Dr Huguenin écrit : « Chez les vieillards pneumoniques, pas de vésicatoire ni d'enveloppement froid. »

Quelles sont donc ces objections ? Elles se réduisent à deux : L'appareil circulatoire du vieillard n'est pas en état de supporter les changements brusques de pression. A l'âge sénile, les réactions font défaut.

1° *Objection tirée de l'état des vaisseaux et du cœur.* — Voici ce qu'on nous dit : Dès l'application du drap mouillé, vous reconnaissez qu'il y a au début anémie du système circulatoire périphérique, donc hyperhémie du système circulatoire central, ce qui entraîne des dangers multiples.

Ce brusque refoulement vers les vaisseaux profonds ne va-t-il pas occasionner des hémorrhagies, notamment du côté du cerveau? Cela serait d'autant plus vraisemblable que l'artériosclérose est plus prononcée.

En outre, puisque le sang se rejette brusquement vers les organes du centre, le travail du cœur augmente pendant quelques minutes. Il peut arriver que ce muscle, étant déjà fatigué, surmené, intoxiqué, abandonne la lutte et se paralyse brusquement ou progressivement : d'où syncope ou asphyxie.

Par le même phénomène on peut craindre une congestion rénale, d'où albuminurie.

Nous croyons ces craintes exagérées. Nous les avons vu exprimer dans les thèses d'agrégation de Hanot et de M. Labadie-Lagrave, dans le traité de Grisolle, dans la thèse de Hénault. Mais on ne donne aucun exemple de syncope, d'hémorrhagie cérébrale ou de congestion rénale. Dans les observations que nous avons pu rassembler, nous n'avons constaté aucun phénomène de ce genre. Un certain nombre de nos malades présentent de l'albumine, il est vrai ; mais c'est un fait si fréquent dans la pneumonie du vieillard qu'on ne peut le mettre sur le compte de la médication. Nous avons cité au début de ce travail une observation du Dr Turbiau, dans laquelle il constate une diminution de l'albumine chez un malade traité par les draps mouillés.

Ces craintes sont peut-être légitimes avec le bain froid ; la transition est très brusque, la médication plus fatigante pour le malade, les changements de pression dans les vaisseaux beaucoup plus rapides et accentués, la réaction plus violente : autant de raisons qui favorisent le collapsus. Il n'en est pas de même, croyons-nous, avec le drap mouillé. Nous ajouterons que dans une baignoire le malade est obligé de se soutenir, il se fatigue vraiment ; l'enveloppement n'exige de lui aucun effort.

2° *Objection tirée du manque de réaction chez le vieillard.* — M. Labadie-Lagrave la formule ainsi : « Chez les vieillards, le froid devient d'une rare et dangereuse application, surtout s'il est intense, la peau ne conservant plus assez de vitalité et l'organisme assez de puissance pour déterminer l'action bienfaisante et désirée. »

Nous croyons également que c'est exagéré, invoquant en cela le témoignage de Charcot; dans ses magistrales *Leçons sur les maladies des vieillards*, il dit que la réaction générale existe bien à l'état sénile, mais qu'elle est latente et se cantonne dans les régions centrales de l'économie. Assurément les réactions ne sont pas aussi vives chez le vieillard que chez l'adulte; nous reconnaissons que la période initiale de refroidissement est plus longue et que le malade met plus longtemps à se réchauffer. Mais nous avons toujours vu la réaction se faire; les manifestations vitales sont moins bruyantes, mais elles existent.

Une preuve, n'est-ce pas le fait déjà signalé d'une différence notable entre la température axillaire et rectale? L'organisme réagit bien vis-à-vis des toxines ; mais cette manifestation ne s'extériorise pas autant que chez l'adulte. Il en est de même vis-à-vis des enveloppements froids ; la réaction sera moins rapide et plus latente, mais elle ne fera pas défaut.

D'ailleurs, en étudiant l'action physiologique, nous avons constaté que les enveloppements agissaient d'abord grâce à l'eau froide, puis qu'ils aidaient à la réaction par l'équilibre qui s'établit facilement entre la température du corps et celle du drap mouillé.

Enfin, ces arguments portent jusqu'à un certain point contre les bains froids; mais l'enveloppement n'a pas leur action dépressive sur les centres nerveux. Jürgensen, Currie ont cité des cas de collapsus ; mais qu'il y a loin entre le procédé du drap mouillé, tel que le pratique M. le Dr Siredey, et ces méthodes un peu brutales! Jürgensen n'allait-il pas jusqu'à donner 14 bains en l'espace de 32 heures, « lutte opiniâtre, dit M. Labadie-Lagrave, entre le médecin qui veut à l'aide du froid juguler la fièvre et les centres régulateurs de calorification ».

Nous reconnaissons d'ailleurs qu'il faut prendre quelques précautions pour soutenir le cœur et faciliter la réaction. D'abord exprimer le drap avant d'en entourer le malade, afin de diminuer la quantité d'eau. Ensuite la thérapeutique met à notre service des médicaments dont il ne faut pas faire fi : le sérum artificiel employé chez un certain nombre de nos malades et que M. le Dr Villard, de Marseille, ordonne systématiquement en l'associant au drap mouillé dans tous les cas de pneumonies infectieuses; — les potions à la digitale ou plutôt la spartéine (0gr,10 à 0gr,20 par jour), les injections sous-cutanées d'éther, de caféine, d'huile camphrée.

Ces médicaments se donnent dans l'intervalle des applications et stimulent le myocarde pour qu'il ne faiblisse pas et qu'il résiste au léger assaut qu'il subit du fait de l'enveloppement froid. Pendant que le malade est dans le drap, on aide la réaction au moyen de boissons chaudes légèrement aromatisées et alcoolisées : café, thé, un peu de champagne coupé d'eau.

Avec ces précautions on peut éviter tout accident : il serait dommage de ne pas utiliser cet agent vraiment efficace et absolument inoffensif. A part les cas très rares où une profonde adynamie s'associe à l'algidité et à une tendance au collapsus, le drap mouillé nous paraît devoir être le traitement de choix dans la pneumonie des vieillards.

QUATRIÈME PARTIE

OBSERVATIONS

OBSERVATION I

PNEUMONIE DROITE. — DEUX ENVELOPPEMENTS. — GUÉRISON

B..., 53 ans, domestique, entre le 23 juillet 1900. Dans ses antécédents, on relate de l'alcoolisme (boit plusieurs litres de vin par jour) et de la syphilis (présente un collier de Vénus très manifeste).

Il y a trois jours, la malade a été prise d'un point de côté à droite avec frissons et céphalée.

A son entrée, on trouve un souffle pneumonique avec râles fins dans l'aisselle droite ; les crachats sont rouillés. État général satisfaisant.

24 *juillet matin.* — Température = 39°,6.
— Soir. — 40°,8.

On lui fait deux enveloppements.

25 *juillet matin.* — Température = 37°,9. La défervescence se fait régulièrement ; la malade sort guérie le 8 août.

OBSERVATION II

PNEUMONIE GAUCHE, A FORME INSIDIEUSE, CHEZ UNE OCTOGÉNAIRE. DEUX ENVELOPPEMENTS. — GUÉRISON

G..., 81 ans, entre le 11 décembre 1900. Bons antécédents personnels.

La malade se plaint de malaise général, courbatures, anorexie dont le début, assez insidieux, remonterait à 4 ou 5 jours. Elle ne tousse pas, ne crache pas, n'a pas de point de côté.

T = 39°,4. A l'auscultation, on trouve quelques râles à gauche et en arrière ; s'appuyant sur la température, l'aspect de la langue, l'affaissement général, on pense à une pneumonie et on fait un enveloppement.

Le lendemain, T = 39°,2. Souffle tubaire à gauche. Second enveloppement.

La température tombe à 38°,2, puis baisse progressivement.

Le 16 décembre, défervescence complète ; état général satisfaisant.

Remarque. — Cette observation est intéressante du fait de l'âge avancé de la malade et de la forme insidieuse de la pneumonie.

Elle est rentrée dans le service le 31 mai 1902, et y a succombé le lendemain, de coma urémique.

OBSERVATION III

PNEUMONIE DROITE. — SIX ENVELOPPEMENTS. — GUÉRISON

P..., 76 ans, entre le 10 février 1901. Le 7 février, il avait été pris de frissons, point de côté à droite.

A son entrée, T = 39°,3. Il a des crachats abricot. A l'auscultation, on trouve un foyer de pneumonie à la partie moyenne du poumon droit. Pas d'albumine dans les urines, mais un pouls très faible, irrégulier ; les battements du cœur sont sourds, et le malade est très déprimé.

On lui fait 2 enveloppements par jour et on lui injecte de la spartéine et de l'huile camphrée.

Les deux premiers jours, la température oscille autour de 39°, le cœur semble se remonter.

Le troisième jour, la température tombe à 38°,4 ; on lui fait encore 2 enveloppements.

Le quatrième jour, après 6 applications, la défervescence est complète.

Le malade sort guéri, le 27 février.

Remarque. — Chez un homme de 76 ans, avec un cœur en mauvais état, le drap mouillé a eu une heureuse influence.

OBSERVATION IV

PNEUMONIE GAUCHE. — SEPT ENVELOPPEMENTS. — GUÉRISON

Th..., 57 ans, terrassier, entre le 13 mars 1901. Depuis 5 jours, point de côté à gauche. On trouve, à son entrée, un foyer de pneumonie à la base gauche, avec T = 39°,4, et albumine dans les urines.

Un enveloppement ; le lendemain, la température est normale et le malade se trouve mieux.

Le 18, nouvelle ascension : T = 39°,2 ; foyer pneumonique sous l'aisselle gauche.

Enveloppements 2 fois par jour.

Le 21, défervescence. — Le 1er avril, disparition des signes physiques : on ne trouve plus d'albumine. — Le malade sort guéri quelques jours après.

OBSERVATION V

PNEUMONIE DROITE. — CINQ ENVELOPPEMENTS. — GUÉRISON

B..., 58 ans, ébéniste, entre le 6 avril, pour une pneumonie du lobe moyen à droite, dont le début remonte à 5 jours.

T = 39°,6. On lui fait 2 enveloppements par jour.

Au 8e jour, T tombe brusquement à 37°,4 au matin, 36°,8 le soir, convalescence rapide. — Sort guéri le 17 avril.

OBSERVATION VI

PNEUMONIE DROITE A FORME ATAXIQUE CHEZ UN ALCOOLIQUE. HUIT ENVELOPPEMENTS. — GUÉRISON

S..., 53 ans, maçon, entre le 26 avril ; le malade reconnaît ses habitudes alcooliques (vin, absinthe) ; il a dû quitter son travail depuis 3 jours.

T = 39°,7. Foyer étendu de pneumonie dans les deux tiers supérieurs du poumon droit. Il est pris, le soir de son entrée, d'un délire violent avec cauchemars, hallucinations que l'on rapporte à l'alcoolisme.

Deux enveloppements quotidiens pendant 4 jours, opium.

La fièvre oscille autour de 39°,5.

Le 4e jour, le malade est un peu calmé.

Le 5e jour (8 jours après le début de la maladie), la température tombe à 38°, la défervescence s'établit, l'agitation disparaît.

Sort guéri le 11 mai.

Remarque. — Nous signalerons cette guérison, obtenue dans de très mauvaises conditions : pneumonie du sommet, à foyer très étendu, avec température élevée et agitation extrême évoluant sur un terrain alcoolique.

OBSERVATION VII

PNEUMONIE DU SOMMET. ALCOOLISME. — QUATRE ENVELOPPEMENTS. — MORT

G..., 75 ans, alcoolique invétéré, entre le 15 mai, avec les signes physiques d'une pneumonie du sommet droit. T = 39°,2. — Enveloppements.

Le lendemain, T = 39°. Le foyer s'étend et on perçoit des râles sous-crépitants dans toute la hauteur du poumon.

Le 18 mai, la température tombe à 37°,6, et le malade se trouve mieux; on suspend les enveloppements.

Le 20 au soir, ascension de la température à 38°,4; délire alcoolique très violent. Mort le lendemain. L'autopsie n'a pas été faite.

Remarque. — Dans notre statistique, nous avons compté ce cas dans la série des décès, quoiqu'il paraisse dû plutôt à l'alcoolisme. En effet, malgré de très mauvaises conditions, le malade, soumis au drap mouillé, semblait guéri de sa pneumonie.

OBSERVATION VIII

PNEUMONIE A FORME ATAXO-ADYNAMIQUE. SIX ENVELOPPEMENTS. — MORT

M..., 66 ans, terrassier, entre le 19 mai 1901 et ne donne aucun renseignement. C'est un vieillard dément, artério-scléreux (radiales en tuyaux de pipe, bruits diastoliques à l'aorte clangoreux). T = 38°,8. On trouve quelques râles à droite en arrière. Pas de toux, pas d'expectoration.

Le malade délire beaucoup, il se croit à l'hôtel, veut régler ses dépenses; peu bruyant. La langue est rugueuse, rôtie, rouge. On lui fait des applications de drap mouillé; on lui donne de la caféine, de l'acétate d'ammoniaque.

Il a des convulsions, il tombe dans le demi-coma; la respiration est stertoreuse, les bruits du cœur faibles. On trouve des râles dans toute la poitrine. Température peu élevée, entre 38° et 38°,5.

Succombe le 23 mai. Pas d'autopsie.

OBSERVATION IX

PNEUMONIE GAUCHE. — 3 ENVELOPPEMENTS. — MORT

P..., 75 ans, entre le 16 juin 1901, dans un état de prostration extrême. T = 38°. — Pouls, 130, dur, serré; signes d'artério-sclérose très avancée. Dyspnée que l'auscultation du poumon n'explique pas. Pas d'albumine dans les urines.

On lui ordonne des ventouses, de la caféine, de l'acétate d'ammoniaque. Le 18 juin, la température tombe à 37°, le pouls à 72°; la malade se remonte; pourtant incontinence des sphincters.

Mais, le 14 juillet, nouvelle ascension à 39° à l'auscultation, souffle pneumonique et râles crépitants fins en arrière et à gauche.

Enveloppements, injections de caféine et d'huile camphrée.

Le 15 juillet, son état s'aggrave. T = 39°,1. Pouls filiforme, 130. — Diarrhée. — Albumine. — Dyspnée considérable. — Prostration extrême ; les bruits du cœur s'assourdissent et présentent de l'arythmie.

Mort le 17 juillet. Pas d'autopsie.

OBSERVATION X

PNEUMONIE GAUCHE, A FORME ATAXIQUE, CHEZ UN ALCOOLIQUE. SIX ENVELOPPEMENTS. — MORT

B..., 51 ans, tonnelier, alcoolique invétéré, fièvre typhoïde dans sa jeunesse, entre à l'hôpital le 25 août:

Le 23, avait éprouvé un malaise général, avec céphalée, vomissements, courbatures. Le lendemain (24 août), il avait ressenti un point de côté violent à gauche, s'accompagnant de frissons, dyspnée, toux pénible, expectoration gommeuse. A son entrée (25 août), on trouve un gros foyer de pneumonie à gauche, des signes de bronchite intense sont perçus dans les deux poumons. Les bruits du cœur sont sourds, mal frappés. Le pouls est à 95°. Le foie très gros déborde de trois travers de doigt le rebord inférieur des fausses côtes. Les urines sont albumineuses, présentent une couleur rouge foncée — et une quantité de 800 grammes par 24 heures. T = 39°,9.

On lui applique le drap mouillé et on lui pose des ventouses scarifiées.

Le 26 août, le foyer augmente d'étendue ; les bruits du cœur sont très faibles ; le pouls est à 120. Le malade est très agité, a des cauchemars et des soubresauts des tendons. T = 41°,2. — On continue les enveloppements.

Le 27 août, température 40°,8. Le malade délire, il est très surexcité. Même traitement.

Le 28, la température descend à 39°,5 ; la défervescence paraît s'établir ; mais le cœur faiblit toujours, et l'agitation ne diminue pas.

Mort le 29 août.

A l'autopsie, on trouve une pneumonie massive dans tout le lobe supérieur gauche à la période d'hépatisation grise. Quelques tubercules crétacés au sommet du poumon droit. Le foie pèse 2.500 grammes ; il est dur et graisseux. La rate est très grosse. Les reins volumineux et graisseux. Même dégénérescence du myocarde.

Remarque. — L'intoxication de l'organisme par l'alcool était telle que le malade a succombé de fait du son cœur et de son système nerveux.

OBSERVATION XI

PNEUMONIE DU SOMMET A FORME ADYNAMIQUE. QUATRE ENVELOPPEMENTS. — MORT

C..., 54 ans, cocher, entre le 10 novembre 1901 ; malade chez lui depuis une huitaine de jours : point de côté, pas de frisson.

A son entrée, on constate les signes physiques d'une pneumonie au sommet gauche. T = 39° ; pouls, 95. Il a de l'albumine dans l'urine. Les artères sont dures. Enveloppements.

Le 12 novembre, son état s'aggrave. La langue est sèche et rôtie ; l'expectoration difficile. On est frappé de l'état de stupeur et d'affaissement ; le malade répond à peine aux questions posées ; adynamie profonde ; les bruits du cœur sont sourds. T = 40° ; pouls, 120. On continue les enveloppements, on injecte de la caféine et de l'huile camphrée.

Mort le 13 novembre.

A l'autopsie, foyer d'hépatisation grise au lobe supérieur gauche. Stigmates de dégénérescence graisseuse au foie, aux reins et au cœur.

OBSERVATION XII

PNEUMONIE DROITE. — DEUX ENVELOPPEMENTS. GUÉRISON

M..., 50 ans, ménagère, bons antécédents personnels.

Entre le 10 février 1902 ; malade chez elle depuis 6 jours ; début brusque avec frisson et point de côté.

A son arrivée, T = 39°,4 ; pouls, 108. Foyer de pneumonie au lobe moyen droit. — Un enveloppement le soir même de son entrée.

Le 11 février, la malade se trouve mieux. T = 38°,8 ; nouvel enveloppement ; le soir, T = 37°,2.

Quelques oscillations de température les trois jours suivants. Sort guérie, le 27 février.

OBSERVATION XIII

PNEUMONIE CHEZ UNE ÉTHYLIQUE. — CINQ ENVELOPPEMENTS. GUÉRISON

R..., 75 ans, a des antécédents chargés : trois pneumonies antérieures, alcoolisme avéré avec gros foie et grosse rate, manifestations arthritiques, varices, obésité, arthrite sèche des deux genoux.

Entre le 12 février; malade chez elle depuis 5 jours. Début brusque. A son entrée, on constate des signes de pneumonie au sommet gauche avec température de 38°. Un enveloppement.

Le lendemain, T = 37°. La malade se trouve soulagée. Le 14, nouvelle ascension, 38°,4, s'accompagnant de dyspnée et de recrudescence dans les signes physiques. — Deux enveloppements.

Le 15, état stationnaire. — Même traitement.

Le 16, chute à 37°. Guérison rapide. — Sort le 3 mars.

Remarque. — Guérison malgré une pneumonie du sommet chez une femme de 75 ans, alcoolique et arthritique.

OBSERVATION XIV

PNEUMONIE DROITE A FORME ATAXO-ADYNAMIQUE. SIX ENVELOPPEMENTS. — MORT

L..., 62 ans, ébéniste, alcoolique très prononcé.

Entre le 15 février 1902. Le 11, il avait été pris brusquement de frissons, point de côté, céphalalgie. A son arrivée, on trouve un foyer pneumonique à la partie moyenne droite. On est frappé par le mauvais état général : langue rôtie, tremblante ; foie gros ; bruits du cœur éteints ; albumine. Pouls, 110. — T, matin = 39°,9 ; T, soir = 40°,2. On lui fait deux enveloppements par jour ; injections d'huile camphrée, potions de spartéine.

Le 16, T, matin = 39°,1 ; T, soir = 40°,2. L'état général devient de plus en plus mauvais.

Le 17, T, matin = 39° ; T, soir = 39°,5. — Dyspnée violente — Délire. — Agitation.

Le 18, T, matin = 39°,8 ; T, soir = 39°,4.

Meurt le 19. Pas d'autopsie.

OBSERVATION XV

PNEUMONIE DROITE. — HUIT ENVELOPPEMENTS. — GUÉRISON

C..., 58 ans, bons antécédents personnels.

Entre le 23 février 1902. Début de la maladie, le 20.

A l'hôpital, on constate tous les signes physiques et fonctionnels d'une pneumonie droite avec température de 39°,4. État général satisfaisant. Défervescence en 2 jours, le 28 et le 29 février.

Persistance assez longue des signes physiques. Sort guéri le 20 mars.

OBSERVATION XVI

PNEUMONIE AVEC RECHUTE. — DOUZE ENVELOPPEMENTS. GUÉRISON

S..., 68 ans, domestique, entre le 3 mars, le second jour de sa maladie. T = 39°,4. Foyer pneumonique à gauche; bon état général. Deux enveloppements par jour.

La température oscille autour de 39° jusqu'au 12 mars.

Le 13 mars, défervescence.

Le 1er avril, la malade est prise de frissons, point de côté, élévation de la température (38°,8). — Foyer discret de congestion pulmonaire à gauche. Enveloppements.

Le 4 avril, défervescence. Sort guérie le 17 avril.

OBSERVATION XVII

PNEUMONIE DROITE A FORME ADYNAMIQUE. TROIS ENVELOPPEMENTS. — MORT

P..., 58 ans, pas de renseignements sur son passé pathologique.

Entre le 10 mars 1902, foyer très étendu de pneumonie à droite. Dyspnée violente, adynamie complète, torpeur. T = 39°.

On le traite par les enveloppements, l'huile camphrée, le sérum artificiel.

Le 11 mars, T, matin = 40°; T, soir = 39°,6. L'affaiblissement est encore plus marqué.

Meurt le 11 dans la nuit. — Pas d'autopsie.

OBSERVATION XVIII

PNEUMONIE DROITE ADYNAMIQUE. DOUZE ENVELOPPEMENTS. — MORT

J..., 65 ans, ménagère.

Entre le 12 avril 1902; l'avant-veille, a été prise de point de côté avec frissons. A l'auscultation, on trouve deux foyers de pneumonie, à la base droite et à la partie moyenne gauche.

— Dyspnée intense, T = 39°,6; pouls, 120. — Etat général très mauvais : albumine, diarrhée, très grande faiblesse; adynamie très marquée.

Traitement par les enveloppements, l'huile camphrée, le sérum artificiel.

Les foyers augmentent d'étendue, la fièvre ne tombe pas; la malade se met à délirer et tombe dans le coma.

Mort le 22 avril. — Pas d'autopsie.

OBSERVATION XIX

PNEUMONIE DROITE. — QUATRE ENVELOPPEMENTS. — MORT

G..., 60 ans.

Entre le 29 avril pour point de côté à droite; souffre depuis la veille, n'a pas eu de frissons. Elle présente de la dyspnée avec une température 38°,8. — On n'entend ni râles, ni souffle; à la percussion, on perçoit pourtant de la submatite à droite. — Faiblesse extrême.

Malgré l'absence de signes bien nets, on fait diagnostic de pneumonie et on lui applique le drap mouillé.

Le 2 mai, apparition de souffle tubaire et de râles crépitants à droite. Les bruits du cœur deviennent mauvais, la prostration augmente.

Mort le 3 mai. — L'autopsie n'a pas été faite.

OBSERVATION XX

PNEUMONIE DROITE A FORME ADYNAMIQUE. NEUF ENVELOPPEMENTS. — GUÉRISON

J..., 65 ans, entre le 11 juin 1902, avec une température de 38°,3.

La veille, il avait été pris de frissons et point de côté à

droite. Il est très dyspnéique, a une expectoration rouillée, est très abattu. On constate un foyer très étendu à droite.

Malgré la température peu élevée, on lui fait deux enveloppements par jour pour lutter contre la dyspnée et l'asthénie.

11 juin :	T, matin = 38° ;	T, soir = 38°,8 ;	1 envelop.
12 juin :	T, matin = 38°,2 ;	T, soir = 38°,8 ;	2 —
14 juin :	T, matin = 38°,5 ;	T, soir = 40°,1 ;	2 —
15 juin :	T, matin = 38°,1 ;	T, soir = 38°,7 ;	2 —
16 juin :	T, matin = 38°,3 ;	T, soir = 39° ;	2 —
17 juin :	T, matin = 37° ;	T, soir = 37°,7 ;	suppression des enveloppements

La défervescence apparaît ce jour-là. Dès le 14 juin, le malade présentait moins de prostration et d'affaissement.

Convalescence normale. — Sort guéri, le 29 juin.

Remarque. — Observation fort intéressante : dans un adynamique traitée par les draps mouillés, on voit la température s'élever, l'organisme réagir, et on assiste à la guérison.

OBSERVATION XXI

PNEUMONIE GAUCHE. — QUATRE ENVELOPPEMENTS. GUÉRISON

F..., 60 ans, entre le 11 mai 1902. — Bons antécédents.

A été pris chez lui, quatre jours avant, brusquement, de frissons multiples, céphalée, épistaxis.

A son entrée, T = 38°,9. — Foyer de pneumonie au lobe inférieur gauche.

21 mai :		T, soir = 38°,9 ;	
22 mai :	T, matin = 39°,6 ;	T, soir = 38°,9 ;	2 envelop.
23 mai :	T, matin = 39°,5 ;	T, soir = 39°,7 ;	2 —
24 mai :	T, matin = 37° ;	T, soir = 37°,2 ;	suppression des enveloppements

Dès ce jour-là, défervescence, convalescence rapide. — Sort guéri, le 30 mai.

OBSERVATION XXII

PNEUMONIE A FORME ADYNAMIQUE DROITE. SEPT ENVELOPPEMENTS. — GUÉRISON

M..., 74 ans, très affaibli et cachectique, signes d'artério-sclérose très prononcée, entre à l'hôpital, le 11 juin 1902. — Foyer de pneumonie à droite.

11 juin :	T, matin = 38°,4 ;	T, soir = 38°,3 ;	1 envelop.
12 juin :	T, matin = 38°,7 ;	T, soir = 38°,6 ;	2 —
13 juin :	T, matin = 38°,5 ;	T, soir = 38°,8 ;	2 —
14 juin :	T, matin = 38°,6 ;	T, soir = 38°,9 ;	2 —
15 juin :	T, matin = 37°,8 ;	T, soir = 37°,4 ;	suppression des enveloppements

La température reste normale ; les signes physiques persistent.

Les 25, 26 et 27 juin, la température remonte le soir à 38°,5, et on trouve de nouveaux râles à droite.

A partir du 30 juin, tout rentre dans l'ordre, la convalescence est lente, le malade reprend doucement ses forces et sort guéri, le 20 juillet.

REMARQUE. — Là encore la courbe thermique remonte après l'application du drap mouillé ; la réaction semble stimulée.

OBSERVATION XXIII

PNEUMONIE ADYNAMIQUE. — SEPT ENVELOPPEMENTS. MORT

M..., 73 ans, très cachectique.

Entre à l'hôpital le 9 novembre 1902 ; début de la maladie très insidieux, courbatures, malaise général, embarras gastrique.

A son entrée, T = 38°. — Signes d'auscultation peu marqués, mais adynamie profonde.

Le 10 novembre, dyspnée, asthénie neuro-musculaire, bruits du cœur faibles, sourds, irréguliers ; albumine ; à la partie moyenne du poumon droit, on constate de la submatite et des râles. — Traitement par les enveloppements, l'huile camphrée et la spartéine.

Le muscle cardiaque fléchit de plus en plus ; mort dans le collapsus, le 14 novembre.

9 nov. :		T, soir = 38°	
10 nov. :	T, matin = 39° ;	T, soir = 38°,4 ;	2 envelop.
11 nov. :	T, matin = 38° ;	T, soir = 38°,7 ;	1 —
12 nov. :	T, matin = 38°,6 ;	T, soir = 39°,3 ;	2 —
13 nov. :	T, matin = 38°,5 ;	T, soir = 39°,4 ;	2 —
14 nov. :	T, matin = 38° ;	T, soir = 38°,6 ;	suppression des enveloppements

OBSERVATION XXIV

PNEUMONIE GAUCHE A FORME ATAXIQUE CHEZ UN ALCOOLIQUE. — SIX ENVELOPPEMENTS. — MORT

L..., 54 ans, charbonnier, alcoolique.

Entre le 11 novembre avec tous les signes d'une pneumonie étendue à gauche.

T = 39°,2 ; pouls, 120, petit, rapide. — Le début de l'affection remonterait à 4 jours.

Le malade est très agité, il délire, veut se lever, a des mouvements incoordonnés.

11 nov. :		T, soir = 39°,2 ;	1 envelop.
12 nov. :	T, matin = 39°,4 ;	T, soir = 39°,7 ;	2 —
13 nov. :	T, matin = 38°,5 ;	T, soir = 39°,6 ;	2 —
14 nov. :	T, matin = 38°,2 ;	T, soir = 39°,7 ;	1 —

Meurt le 14 novembre, en proie à une agitation considérable.

OBSERVATION XXV

PNEUMONIE TRÈS ÉTENDUE A GAUCHE, A FORME ADYNAMIQUE. QUATRE ENVELOPPEMENTS. — MORT

B..., 74 ans, entre le 7 décembre 1902. L'avant-veille, a été pris brusquement chez lui d'un point de côté gauche avec frisson unique et céphalée.

On est frappé par son état d'affaissement et de prostration ; dyspnée considérable ; bruits du cœur sourds. Dans tout le poumon gauche, on trouve une matité de bois avec souffle tubaire et râles fins.

Traitement par les enveloppements froids, les injections d'éther et d'huile camphrée.

Le 9 décembre, l'adynamie est encore plus marquée, et le foyer gagne d'étendue.

8 déc. : T, matin = 38° ; T, soir = 37°,5 ; 2 envelop.
9 déc. : T, matin = 37°,9 ; T, soir = 38° ; 2 —

Meurt, le 10 décembre, par collapsus cardiaque et adynamie nerveuse.

A l'autopsie, on trouve le poumon gauche hépatisé dans toute son étendue, il ne forme qu'un énorme bloc pneumonique. — Le poumon droit est congestionné. — Le foie volumineux. — Le cœur est gras. — Les reins sont scléreux et présentent une diminution très notable de la couche corticale.

OBSERVATION XXVI

PNEUMONIE AVEC RECHUTE. — DOUZE ENVELOPPEMENTS. MORT

M..., 54 ans, entre à l'hôpital le 15 décembre avec 39° de

température. — Large foyer de pneumonie au lobe moyen gauche ; malade depuis deux jours.

Adynamie, dyspnée.

Traitement par draps mouillés, injections d'éther et d'huile camphrée.

15 déc. :		T, soir = 39°	
16 déc. :	T, matin = 39°,2 ;	T, soir = 39°,9 ;	2 envelop.
17 déc. :	T, matin = 39°,5 ;	T, soir = 38°,9 ;	1 —
18 déc. :	T, matin = 38°,9 ;	T, soir = 39°,8 ;	2 —
19 déc. :	T, matin = 39°,2 ;	T, soir = 39°,5 ;	2 —
20 déc. :	T, matin = 38°,5 ;	T, soir = 38°,6 ;	suppression des enveloppements

La défervescence s'établit à partir du 20 décembre ; la descente se fait en lysis, il arrive à 37°, le 26 décembre ; les signes d'auscultation disparaissent, quand brusquement, le 28 décembre, il fait une ascension considérable de température qu'expliquent la recrudescence du foyer gauche et l'apparition d'un nouveau foyer à la base droite. — Dyspnée considérable.

27 déc. :	T, matin = 37°,4 ;	T, soir = 38°,3 ;	
28 déc. :	T, matin = 38°,3 ;	T, soir = 40°,2 ;	1 envelop.
29 déc. :	T, matin = 40°,5 ;	T, soir = 40° ;	2 —
30 déc. :	T, matin = 40°,5 ;	T, soir = 40°,1 ;	2 —

Meurt le 30 décembre. — A l'autopsie, les reins, le cœur et le foie paraissent relativement sains ; mais le poumon droit est hépatisé dans ses deux tiers inférieurs. Le poumon gauche est pris dans toute son étendue (hépatisation rouge ou gestion).

OBSERVATION XXVII

PNEUMONIE DU SOMMET CHEZ UN HOMME AFFAIBLI. ONZE ENVELOPPEMENTS. — GUÉRISON

O..., 59 ans, entre à l'hôpital, le 18 janvier 1903. On est frappé par l'apparence sénile du malade ; il porte beaucoup plus que son âge, est très affaibli, et dans un état de véritable prostration.

Malade chez lui depuis une quinzaine de jours : début très insidieux, pas de point de côté, ni frissons, mais malaise général, vomissements, diarrhée.

A son entrée, T = 39°,2, pouls, 110, mais très faible. On constate un foyer de pneumonie à droite, en avant, sous la clavicule ; on porte un pronostic grave, en raison de l'état adynamique du sujet. Traité par les enveloppements, les injections de sérum et d'huile camphrée.

18 janv. :		T, soir = 39°,2 ;	
19 janv. :	T, matin = 39°,4 ;	T, soir = 39°,3 ;	2 envelop.
20 janv. :	T, matin = 39°,6 ;	T, soir = 39°,5 ;	—
21 janv. :	T, matin = 39°,5 ;	T, soir = 40°,2 ;	—

Comme la température augmente et que l'adynamie s'affirme de plus en plus, on prend la température toutes les 3 heures et on fait un enveloppement quand elle dépasse 40°.

22 janvier	à 3 h. matin :	T = 38°,9 ;		
	à 6 h. matin :	T = 40°,2 ;	un envelop. ; après, la	T = 39°,7
	à 9 h. matin :	T = 40°,1 ;	un — —	T = 39°,3
	à midi :	T = 39°,8 ;		
	à 3 h. soir :	T = 40°,1 ;	un — —	T = 39°,8
	à 6 h. soir :	T = 38°,8 ;		
	à 9 h. soir :	T = 38°,4 ;		

23 janv. :	T, matin = 39°,9 ;	T, soir = 39°,8 ;	2 envelop.
24 janv. :	T, matin = 38° ;		

A partir de ce jour, le malade va mieux ; les signes physiques persistent quelque temps ; dès le 28 janvier, il est en pleine convalescence et sort guéri le 20 février.

Remarque. — Cette observation est une de celles qui nous ont encouragé à publier ce travail : vu la cachexie du sujet, nous avons été agréablement surpris de la guérison.

OBSERVATION XXVIII

PNEUMONIE GAUCHE. — DOUZE ENVELOPPEMENTS. GUÉRISON

P..., 69 ans, ménagère, bons antécédents personnels, entre à l'hôpital le 22 mars 1903. A été prise chez elle brusquement, le 15, de frissons, point de côté à gauche, céphalée.

A son arrivée, T = 39° ; dyspnée assez marquée ; souffle et râles crépitants à la partie moyenne du poumon gauche.

23 mars ; T, matin = 39° ; T, soir = 40°,5 ; 2 envelop.
24 mars : T, matin = 38°,9 ; T, soir = 39°,2 ; 2 —

On continue les enveloppements ; la température s'abaisse progressivement. Le 27, elle atteint 37°,5, et la malade entre en convalescence. Sort guérie, le 16 avril.

OBSERVATION XXIX

PNEUMONIE DROITE A FORME ADYNAMIQUE. ONZE ENVELOPPEMENTS. — GUÉRISON

F..., 66 ans, cuisinière. — La malade était depuis quelques jours dans un service de chirurgie où elle était soignée pour une otite suppurée à droite, quand elle entra dans le service, le

24 mars. Elle avait été prise, la nuit précédente, de frissons, point de côté, toux, sueurs abondantes. Elle est très dyspnéique et très affaissée. Elle n'a presque pas de connaissance et ne peut fournir aucun renseignement; quelqu'un de son entourage nous apprend qu'elle a eu une pneumonie l'année précédente.

T = 40°,2; pouls, 120. — Langue chargée, sèche. Urines rares, troubles, albumineuses. Le pouls est petit, filant. A l'auscultation pulmonaire, on trouve des râles crépitants au lobe moyen droit.

Traité par les enveloppements, les injections d'huile camphrée.

Le 25 mars, la température est à 38°,5 et oscille autour de 39°. L'état général est toujours très mauvais, le pouls fait craindre des complications du côté du myocarde — apparition du souffle tubaire.

A partir du 31 mars, le pouls se relève, l'affaissement diminue, la température descend à 38°.

Le 4 avril, la suppuration de l'oreille recommence avec intensité : la température monte à 39°,8. L'état pulmonaire paraît s'aggraver ; on lui refait des enveloppements.

Le 7 avril, T = 38°. Signes physiques de pneumonie disparaissent.

L'état général devient satisfaisant. La malade repasse en chirurgie le 10 avril, guérie de sa pneumonie.

Remarque. — Observation fort intéressante : guérison malgré un état général très mauvais, une adynamie profonde et un foyer de suppuration.

OBSERVATION XXX

PNEUMONIE AVEC RECHUTE. — ONZE ENVELOPPEMENTS. GUÉRISON

L..., 51 ans, bons antécédents personnels, entre le

31 mars 1903 pour dyspnée, frissons, faiblesse générale. Le début remonte au 27 mars : point de côté, courbature, malaise, dyspnée, constipation.

A son entrée, T = 40° ; pouls, 130, très faible, irrégulier. A l'auscultation, souffle tubaire avec râles au lobe moyen droit. — Bruits du cœur très sourds.

L'état du cœur fait redouter un pronostic fâcheux. Traité par les enveloppements, l'huile camphrée et la spartéine.

31 mars :		T, soir = 40°,2 ; 1 envelop.
1 avril :	T, matin = 39°,4 ;	T, soir = 40°,1 ; 3 —
2 avril :	T, matin = 39° ;	T, soir = 39° ; 2 —
3 avril :	T, matin = 37°,9 ;	T, soir = 37°,2 ; suppression des enveloppements

Le cœur semble se remonter, la malade va mieux, l'état général est plus satisfaisant. Jusqu'au 9, la température oscille autour de 37°,5.

Le 9 avril, la malade se sent plus faible : elle a des frissons. T = 39° ; pouls, 110, très faible, irrégulier. On trouve un second foyer à gauche.

Même traitement que précédemment. Température oscille autour de 39°.

Le 12 avril, défervescence ; suppression des enveloppements.

Sort guérie, le 5 mai.

Remarque. — Pronostic grave à cause du cœur et de la rechute de la pneumonie. — Guérison.

OBSERVATION XXXI

PNEUMONIE GAUCHE, A FORME INSIDIEUSE. CINQ ENVELOPPEMENTS. — GUÉRISON

S..., 64 ans, entre à l'hôpital, le 22 mars 1903 : elle se plaint de douleurs épigastriques, nausées, diarrhée. Est malade depuis une dizaine de jours. Début très insidieux ; malaise général, pas de frisson ni de point de côté.

Rien de précis à l'auscultation ; on est surtout frappé par l'état de stupeur de la malade, son faciès grippé et terreux. Elle parle à peine ; la langue est très chargée. Albumine dans les urines. On fait le diagnostic d'infection gastro-intestinale. Traitée par le calomel.

22 mars : T, soir = 39°,2 ;
23 mars : T, matin = 40° ; T, soir = 40°,6 ;
24 mars : T, matin = 39°,8 ; T, soir = 39°,5 ;
25 mars : T, matin = 39°,5 ; T, soir = 39°,7 ;
26 mars : T, matin = 39°,6 ; T, soir = 40°,4 ; 2 envelop.

Le 26, à l'auscultation, on trouve un foyer de râles crépitants à gauche, à la base : on fait le diagnostic de pneumonie et on ordonne les enveloppements, la spartéine. — État général mauvais.

27 mars : T, matin = 39° ; T, soir = 39° ; 2 envelop.
28 mars : T, matin = 37°,1 ; T, soir = 37°,5 ; 1 —

Les signes de pneumonie disparaissent progressivement ; la température redevient normale, l'état général se remonte.

Sort guérie, le 6 avril.

OBSERVATION XXXII

PNEUMONIE DOUBLE CHEZ UNE FEMME DE 87 ANS. CINQ ENVELOPPEMENTS. — GUÉRISON

D..., 87 ans. Dans ses antécédents, on signale une fièvre typhoïde à l'âge de 60 ans, et, depuis quelques années, petits signes d'artério-sclérose (sensation de doigt mort, oppression, crampes).

Entre à l'hôpital, le 14 avril 1903, pour toux, dyspnée.

Est malade chez elle depuis une quinzaine de jours ; pas de début brusque, ni frisson, ni point de côté. Se plaint seulement de grande lassitude, constipation, inappétence.

A son entrée, T = 39° ; pouls, 105, petit, hypotendu. Langue très sale. Albumine dans les urines, accentuation du second bruit au niveau de l'orifice aortique. — A droite, en arrière et en haut, souffle tubaire et râles. — A gauche, à la partie moyenne, mêmes signes.

Traitée par les enveloppements, caféine, huile camphrée.

14 avril :		T, soir = 39°	; 1 envelop.
15 avril :	T, matin = 37°,7 ;	T, soir = 38°	; 2 —
16 avril :	T, matin = 37°,6 ;	T, soir = 37°	; 2 —
17 avril :	T, matin = 27° ;	T, soir = 37°,2 ;	suppression des enveloppements

La température oscille entre 37° et 37°,5. Le pouls remonte lentement.

Le 21 avril, l'état général devient satisfaisant. Urines plus abondantes.

Le 24 avril, signes d'auscultation diminuent aux 2 foyers. La malade sort guérie au mois de juin.

Remarque. — Nous nous permettons d'appeler l'attention tout spécialement sur ce cas ; nous ne croyons pas qu'il existe une observation de personne aussi âgée traitée par les enveloppements froids.

OBSERVATION XXXIII

PNEUMONIE DROITE AVEC RECHUTE. NEUF ENVELOPPEMENTS. — MORT

A..., 62 ans, cuisinière, bons antécédents, entre le 29 avril 1903.

Depuis 7 jours, tousse, est oppressée, se sent faible, a un point de côté à droite, de l'anorexie et de la céphalée.

A son entrée, on est frappé par ses traits tirés, son visage anxieux et sa très grande dyspnée. T = 38°,2 ; pouls, 110. Le cœur présente de l'arythmie et de la tachycardie. Foyer de pneumonie à droite, en arrière.

Traitement par les enveloppements, la caféine, la spartéine.

Le premier jour, la dyspnée et la tachycardie augmentent.

Amélioration le second jour ; la température descend à 37°.

4 avril, recrudescence dans les signes physiques. T = 39°,2. L'état général devient plus mauvais, anxiété, dyspnée, cyanose. Enveloppements.

Mort le 5 avril. — Pas d'autopsie.

Remarque. — Malgré le mauvais état du cœur, la malade semblait avoir triomphé de sa pneumonie, quand elle a succombé à une rechute.

OBSERVATION XXXIV

PNEUMONIE GAUCHE. — QUATRE ENVELOPPEMENTS. GUÉRISON

R..., 50 ans, domestique, entre le 2 juillet 1903, pour dyspnée, toux et faiblesse générale. — Dans ses antécédents, gastrite à l'âge de 45 ans, qui a duré plusieurs mois (douleurs, vomissements).

Le 30 juin, a été prise brusquement de frissons violents avec point de côté sous le sein gauche.

A son entrée, toux, expectoration rouillée, dyspnée, sueurs, pommettes très congestionnées. T = 38°,8. A l'examen sthétoscopique, submatite à gauche, en arrière, dans toute la hauteur du poumon, souffle tubaire et râles crépitants dans les deux tiers supérieurs.

2 juillet :		T, soir = 38°,8 ;	
3 juillet :	T, matin = 39°,6 ;	T, soir = 38°,9 ;	2 envelop.
4 juillet :	T, matin = 39°,2 ;	T, soir = 36°,8 ;	2 —

Entre en convalescence, sort de l'hôpital, le 10 juillet, complètement guérie.

OBSERVATION XXXV

PNEUMONIE DROITE CHEZ UN ALCOOLIQUE. QUATORZE ENVELOPPEMENTS. — GUÉRISON

L..., 54 ans, ouvrier maçon, alcoolique. — Entre, le 8 juillet 1903, se plaignant de toux et de point de côté à droite. — Début brusque, le 5 juillet.

A son entrée, à la partie moyenne du poumon droit en arrière, on constate de la matité, un souffle tubaire et des râles crépitants dans une grande étendue. — Albumine dans les urines.

Cœur bon. Foie petit. T = 39°,2.

Traité par les enveloppements froids (2 par jour). La température ne descend pas au-dessous de 38°,6.

Le 12 juillet, délire, agitation extrême ; on continue les enveloppements et on lui donne de l'opium.

Le 17 juillet, défervescence. Persistance très longue des signes sthétoscopiques.

État général bon. — Sort guéri, le 31 juillet.

CONCLUSIONS

Le pronostic grave de la pneumonie du vieillard relève du mauvais état du cœur, des reins et de l'adynamie du système nerveux.

Les enveloppements de drap mouillé appliqués deux fois par jour ont une réelle efficacité comme traitement de cette affection.

Ils facilitent le travail du myocarde par leur action sur la respiration et la circulation.

Ils augmentent la sécrétion urinaire sans altérer le rein.

Dans les pneumonies à forme ataxique présentant de l'hyperthermie et une trop grande excitation du système nerveux, ils ont une action sédative et antithermique.

Par contre, dans les formes adynamiques avec une température peu élevée, torpeur, asthénie neuro-musculaire, ils stimulent l'organisme, l'aident à réagir et à lutter contre l'infection.

Pour les appliquer, on se laissera donc guider moins

par la température que par les autres symptômes d'infection.

Ils paraissent donc être un traitement de choix dans la pneumonie des vieillards, car avec certaines précautions, on n'a pas d'accident à redouter dans leur emploi.

INDEX BIBLIOGRAPHIQUE

Albert, Thèse de doctorat, Paris, 1896.
Aubert, *Lyon médical*, 1882.
Bartels, *Virchov. arch.*, 1861.
Barth, Société médicale des Hôpitaux, 27 juin 1890.
Baruch, *Hydrotherapy in Pneumonia*, New-York, 1900.
Beau, *Etudes cliniques sur les maladies des vieillards*, 1843.
Beni-Barde, Art. *Hydrothérapie*, dans le *Nouveau Dictionnaire de médecine et de chirurgie*.
Bergeron, *De la Pneumonie chez les vieillards*. Thèse Paris, 1867.
Bernard (Claude), *Leçons sur la chaleur animale*.
Bony, *Du Traitement de la Pneumonie chez l'adulte*. Thèse Paris, 1900.
Bozzolo, *Gazette médica italiana*, juillet 1881.
Canstatt, *Die Krankeiten des hoheren Alters*, 1839.
Carnus, *Du Traitement des affections aiguës des poumons par les enveloppements humides et permanents du thorax*. Thèse Paris, 1900.
Caulus dit Caylus, *Pneumonie des vieillards*. Thèse Paris, 1874.
Chaumier (E.), Communications aux Congrès pour l'avancement des sciences. Blois, 1884 ; — Grenoble, 1885.
Chaumier (H.), *Traitement des congestions actives des voies respiratoires par les enveloppements hydriques*. Thèse Paris, 1894.
Corbière (de La), *Traité du Froid*, 1839.
Davis, *The Treatment of pneumonia*. Chicago, 1902.
Deck, *De l'Enveloppement froid dans les affections des voies respiratoires*. Thèse Nancy, 1895.
Differdange, *Traitement des Pneumonies par les bains froids*. Thèse Paris, 1893.
Dujardin-Beaumetz, *Leçons de clinique thérapeutique*, 1883.
Dunsburg, *Hydriatische Behandlung* (*Wiener. medic. Presse*, 1878).
Durand-Fardel, *Traité clinique*, 1854.
Eichhorst, *Traitement de la Pneumonie*, publié dans *Therapeutische Monatshefte*, 1900.

Fismer, *Die Resultate der Kaltwasserbehandlung bei der acuten crouposen pneumonie von* 1867 *bis* 1871 (*Deutsch. Archiv. für Klinische Medicin.* Leipsig, 1875).

Fleury, *Traité d'Hydrothérapie.*

Flint, *The Treatment of pneumonie fever by the employement of wet sheet packing* (*Med. J. of N.-Y.*, 1881).

Gagneur, *Traitement de la Pneumonie par les enveloppements de drap mouillé.* Thèse Paris, 1898.

Gignoux, *Lyon médical*, 1882.

Gillette, Art. *Vieillesse*, dans le *Dictionnaire de médecine.*

Goumy, *Traitement de la Pneumonie par les bains froids.* Thèse Lyon, 1884.

Grisolle, *Traité de la Pneumonie.*

Guinon, Art. *Fievre*, dans le *Traité de Pathologie générale* (Bouchard).

Hanot, *Traitement de la Pneumonie.* Thèse agrégation, 1880.

Hardy, *Bulletin de l'Académie de médecine*, 1883.

Hayem, *Leçons de Thérapeutique*, 1887.

— Société médicale des Hôpitaux, 1895.

Hénault, *les Bains froids contre la Pneumonie grave.* Thèse Paris, 1890.

Hervieux, *Traitement de la Pneumonie* (*Union medicale du Canada.* Montréal, 1900).

Hourmann, *Archives de médecine*, 1836.

Huguenin, *Traitement de la Pneumonie* (*Concours médical*, 1902).

Hutinel, *Bulletin médical*, 1892.

James Samuel, *American Journal of med. sc.*, 1877.

Joffroy, *Influence des excitations cutanées sur la circulation et la calorification.* Thèse d'agrégation, 1877.

Jürgensen, *Grundsätze für die Behandlung der Croupösen Pneumonie.*

Jurgensen, *Zur Lehre von der Behandlung fieberhafter Krankeiten mittelst des Kalten Wassers.*

Kaufmann, *Klin. Woch.* Berlin, 1888.

Kneffer, *The Pathology and Treatment of senile Pneumonia*, 1903.

Koranyi (von), Congrès de Société allemande de Chirurgie, 1900.

Kreider, *Traitement des Pneumonies par les bains tièdes ou froids* (*N.-Y. Med. Rec.* 1889).

Krehl-Ludolf, *Précis de Pathologie générale.*

Labadie-Lagrave, *Du Froid en Thérapeutique.* Thèse Agrégation, 1878.

Lacaze, Thèse Paris, 1895.

Lacour, Thèse Paris, 1884.

Landouzy, Article *Pneumonie* dans le *Traité de Médecine.*

Lees, *Traitement de la Pneumonie par les vessies de glace* (*The Lancet*, 1889).

Le Gendre, Société médicale des Hôpitaux, 1894.

Legrand, *Bulletin géneral de Thérapeutique*, 1901.

Lemoine, *Thérapeutique medicale.*
— *Leçon clinique*, 1900.
Lewin, *Compresses froides.* Hygræa, 1876.
Liebermeister, *Jahresbericht*, 1869.
Michel, *Traitement des Pneumonies infectieuses* (*Bulletin médical*, 1900).
Muselier, Traitement des Pneumonies (*Bulletin général de Thérapeutique*, 1901).
Nespor, *Die Behandlung der Pneumonie* (*Bl. f. Klin. Hydrotherapy.* Vienne, 1903).
Netter, Article *Pneumonie* dans le *Traité de Médecine.*
Nothnagel, Communication au Congrès de Wiesbaden, 1900.
Pambrun, Thèse Doctorat, Paris, 1895.
Perreau, *Traitement des Pneumonies.* Thèse Paris, 1901.
Peter, *Leçons de clinique médicale*, 1877.
— *Bulletin de l'Académie de Médecine*, 1883.
Petresco, Congrès International de Thérapeutique, 1889.
Pruss, *Recherches sur les maladies de la vieillesse*, 1840.
Raynaud, *De la Révulsion.* Thèse d'Agrégation, 1866.
Rendu, Société Médicale des Hôpitaux, 1894.
Robin, *Bulletin de l'Académie de Médecine*, 1888.
Roger, Article *Réactions nerveuses*, dans le *Traité de Pathologie générale* (Bouchard).
Sanderson (*A.-J.*), *Hydrotherapy in the treatment of pneumonia*, 1903.
Sée (G.), *Bulletin de l'Académie de Médecine*, 1883.
Siredey, Société médicale des Hôpitaux, 1895.
Tartivel, Article *Hydrothérapie* dans le *Dictionnaire Dechambre.*
Turbiau, *Traitement des Pneumonies par les enveloppements humides prolongés.* Thèse Paris, 1892.
Verhoogen, *Pneumonie des vieillards* (Journ. méd. de Bruxelles, 1903).
Villard, Communication au Congrès International. Paris, 1900.
Vires, *Traitement par la digitale de la pneumonie chez le vieillard* (*Montpellier medic.*, 1900).
Wertheimer, *Archives de Physiologie*, 1893.
Winternitz, *Die Hydrotherapie and physiologischer und Klinischer grundlage* (*Vortaege für praktische Artze und Studirende.* Vienne, 1879).
Winternitz, *Pneumonie und Hydrotherapie.* Vienne, 1902.

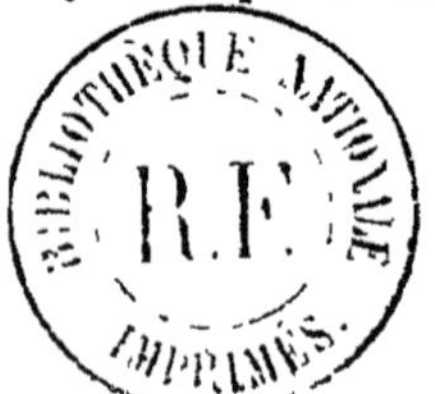

TOURS, IMPRIMERIE DESLIS FRÈRES, 6, RUE GAMBETTA.

www.ingramcontent.com/pod-product-compliance
Ingram Content Group UK Ltd.
Pitfield, Milton Keynes, MK11 3LW, UK
UKHW022117260726
13993UKWH00003B/1081